AF475433

LE CAMP DE CHALONS

EN 1858

8° Lc 34 36

Tc 34
36

PARIS. — IMPRIMERIE DE DUBUISSON ET Cᵉ, RUE COQ-HÉRON, 5.

LE CAMP DE CHALONS

En 1858

AU POINT DE VUE HYGIÉNIQUE ET MÉDICAL

HYGIÈNE DES CAMPS EN GÉNÉRAL

PAR

Le Docteur MORIN

Médecin aide-major au 26e régiment de ligne.

BIBLIOTHÈQUE IMPR.

PARIS

JULES MASSON, LIBRAIRE-ÉDITEUR

RUE DE L'ANCIENNE-COMÉDIE, 26

1858

A MONSIEUR LE BARON LARREY

Chirurgien ordinaire de S. M. l'Empereur,

Ex-chef du service de santé au camp de Chalons de 1857, inspecteur, membre du conseil de santé des armées, membre de l'Académie impériale de médecine, officier de la Légion d'honneur, etc.

Je croirais manquer à mon devoir, si je ne venais vous offrir la dédicace de la relation hygiénique et médicale du camp de Châlons pendant l'année 1858.

Si ces pages, écrites dans mes heures de loisir, au milieu des fatigues sans nombre de la vie des camps, laissent beaucoup à désirer, je trouverai toujours, dans votre bienveillance habituelle à mon égard, une excuse pour le présent, un encouragement pour l'avenir.

Je saisis avec empressement cette circonstance qui me permet de vous donner un nouveau gage de ma vive gratitude et de mon respectueux attachement.

C. MORIN.

Monsieur le baron Larrey, après avoir pris connaissance de mon ouvrage sur le camp de Châlons, m'a fait l'honneur de m'adresser la lettre suivante :

Paris, 9 décembre 1858.

Mon cher camarade,

Vous avez bien voulu m'offrir la dédicace du travail que vous avez entrepris, cette année, sur le camp de Châlons, je vous en remercie cordialement, et vous assure que je suis heureux d'avoir pu vous inspirer, par l'initiative de mon rapport, la pensée d'une œuvre utile à l'hygiène des camps et au service de santé militaire.

Votre affectionné,

BARON LARREY.

CONSIDÉRATIONS GÉNÉRALES

SUR

L'HYGIÈNE MILITAIRE

La partie de la médecine qui traite des moyens de conserver la santé a reçu des Grecs le nom d'hygiène, et son domaine s'étend sur la nature entière. Cette science, appliquée à l'armée, a reçu le nom d'hygiène militaire.

L'hygiène des armées comprend le régime alimentaire, l'habillement, le campement, les conditions du sol, de la température, les soins de propreté, les jeux, les exercices, etc. C'est une science qui surveille, qui modifie les conditions morales et matérielles de l'existence des troupes, qui prend le soldat au berceau, le reçoit dans les rangs de l'armée, l'étudie, le suit pas à pas dans toute sa carrière militaire.

Dans l'antiquité, Xénophon, Pline, Plutarque, Tite-Live; dans les temps modernes, Zimmermann, Pringle, Monro, Colombier, Percy, Larrey, Desgenettes, se sont occupés de l'hygiène des camps. Le médecin militaire, en appliquant avec intelligence, avec sagesse et méthode, les règles de cette science, a toujours rendu des services immenses à l'armée.

Ambroise Paré, que l'on considère, à juste titre, comme le père de la chirurgie militaire en France, ne nous avait transmis qu'une œuvre incomplète. Jadis, nos soldats blessés ne recevaient que tardivement les premiers soins; ce fut Larrey qui, le premier, eut l'idée de créer les ambulances volantes, fonctionnant sous le feu même de l'ennemi, et dès lors la chirurgie militaire française conquit définitivement sa place sur les champs de bataille.

Dans ces grands conflits des peuples, dans ces luttes de géant, où les armées du monde furent en présence, il fallait des hommes comme Larrey, Desgenettes, Percy, pour être à la hauteur de leur mission de science et de dévouement.

Ce sont ces hommes, dont les noms impérissables figurent si dignement dans les fastes de l'empire, qui nous ont transmis leur exemple pour héritage.

Le médecin militaire doit s'occuper des moindres détails de l'hygiène, et, quelle que soit sa position, rien ne doit lui être étranger.

« Un jour, dit le baron Desgenettes, dans sa relation médicale de l'armée d'Égypte, le général Bonaparte passant à cheval, à la pointe du jour, sur les derrières du camp, me trouva examinant les fosses d'aisance : « Que diable faites-vous là? me dit-il. — Général, mon » métier ; et j'aurai besoin, à cette occasion, de trouver » place pour quelques lignes dans un ordre du jour. »

» Le général me fit appeler le soir, et me demanda, entre autres choses, ce que j'avais voulu lui dire le matin.

» Après lui avoir fait comprendre que je m'occupais, dans cette exploration, d'aviser aux moyens de détruire les miasmes qui se dégageaient, et qui pourraient devenir le germe d'affections épidémiques, il me répondit : Docteur, je vois avec plaisir que vous êtes tout à votre état. »

Voilà le côté à la fois modeste et utile du médecin militaire, exerçant sa mission jusque dans ses degrés les plus infimes, ne rougissant pas de s'occuper de semblables investigations, afin de conjurer les épidémies par tous les moyens en son pouvoir.

Voyons, à présent, le côté sublime de la mission du médecin des armées : la peste fait des ravages terribles à Jaffa, le désespoir est dans tous les cœurs, la mort frappe à coups redoublés dans les rangs français ; il faut, par un acte de courage digne des beaux temps de l'antiquité, relever le moral des troupes, abattu par une si rude épreuve.

Desgenettes, en présence du général Bonaparte et de l'état-major de l'armée, au milieu des morts et des mourants, s'inocule la peste !

Écoutez-le lui-même raconter cet acte sublime, voyez avec quelle modestie il en parle : « Ce fut pour rassurer les imaginations et le courage ébranlé de l'armée, qu'au milieu de l'hôpital, je trempai ma lancette dans le pus d'un bubon, et que je me fis une piqûre dans l'aine et au voisinage de l'aisselle, sans prendre d'autres précautions que de me laver avec de l'eau et du savon, qui me furent offerts. Cette expérience, qui fit tant de bruit en Europe, n'infirme pas la transmission de la contagion, démontrée par mille exemples. Elle fait seulement voir que les conditions nécessaires pour qu'elle ait lieu ne sont pas bien déterminées. Je crois avoir couru beaucoup plus de dangers, lorsque, invité par le quartier-maître de la 75e demi-brigade, une heure avant sa mort, à boire dans son verre une partie de son breuvage, je n'hésitai pas à lui donner cet encouragement. »

(*Relation médicale de l'armée d'Orient*).

Ces nobles actions ont-elles besoin de commentaires ? Larrey, ce fidèle ami de l'empereur, est aussi un bien digne modèle à suivre pour les générations à venir. Sa conduite à Essling, en Espagne, à Bautzen, à Waterloo, où il assista aux funérailles de l'empire, est connue de toute l'armée, et le bronze nous rappelle aujourd'hui les traits de cet homme vénéré, qui fut notre maître à tous. Du haut de ce rocher où l'Europe tremblante faisait expier à son vainqueur tant d'années de gloire, Napoléon Ier disait à la postérité : Si jamais l'armée élève une colonne à la reconnaissance, elle la doit au barron Larrey ; c'est l'homme le plus honnête que j'aie jamais connu.

Quel précieux héritage, quelle page sublime dans l'histoire de la médecine militaire !

Il y a peu de temps encore, l'armée française, au nom du droit et de la civilisation, plantait son drapeau sur les murs de Sébastopol, et nos médecins, au milieu des épidémies qui décimaient leurs rangs, écoutaient ces nobles paroles :

« Depuis le commencement de cette pénible et glorieuse campagne, les officiers de santé des hôpitaux, des ambulances et des divers corps, ont rivalisé de zèle et d'activité pour donner des soins aux malades, aux blessés, et remplir dignement une tâche que les circonstances rendaient laborieuse et périlleuse ; ils ont multiplié leurs efforts et ont su pourvoir à toutes les nécessités de la situation.

» Chaque jour, témoin des actes de dévouement du corps de santé, le général en chef lui adresse des remercîments, auxquels l'armée tout entière voudra s'associer. » (Général Canrobert.)

Voilà le médecin militaire, sous toutes ses faces, aux époques les plus brillantes de notre histoire, tantôt homme d'action, tantôt homme de dévouement et d'abnégation, et s'élevant des occupations les plus modestes aux plus sublimes aspirations de l'intelligence et du cœur !

Dans nos provinces d'Afrique, où le drapeau français flotte depuis vingt-huit ans, c'est l'application rigoureuse des règles hygiéniques qui a définitivement assuré notre conquête, si compromise au début par la difficulté de l'acclimatement sur une terre insalubre. Un grand nombre de causes, la plupart temporaires, ont amené pendant de longues années cette mortalité considérable que nous avons eu à déplorer. Mais aujourd'hui qu'au nom de l'hygiène les villes ont été assainies, les marais desséchés, la salubrité du sol n'a plus rien à envier à la mère patrie.

Dans les plaines de la Crimée, nos médecins inspecteurs ont sans cesse été consultés sur les grandes questions hygiéniques relatives au campement, aux vêtements, au régime alimentaire. Au milieu des épidémies, plus cruelles que le feu de l'ennemi, qui ont décimé nos troupes dans cette guerre d'Orient, si glorieuse pour nos armes, la voix des médecins s'est toujours fait entendre, et, grâce à ces déplacements, à ces campements provisoires sur des terrains éloignés des foyers miasmatiques, à cette haute surveillance de chaque jour sur les besoins, sur les réformes nécessitées par les événements, le nombre des victimes a été restreint de jour en jour. Dans l'installation du camp de Châlons, qui doit devenir, dans la pensée de Sa Majesté l'Empereur, une école permanente d'instruction pour l'armée, c'est aussi l'hygiène qui est venue présider à son installation; et le baron Larrey, si digne héritier du grand nom qu'il porte, a été consulté dans toutes les questions relatives au campement, à l'habillement, à la nourriture. Ses avis sages et éclairés ont toujours été, dans toutes les circonstances, adoptés avec empressement par le chef de l'État. Dans le rapport que nous faisons paraître à notre tour sur l'hygiène du camp de Châlons pour l'année 1858, nous nous sommes inspiré souvent des idées de Monro, de Pringle, de Percy, de Desgenettes et de Larrey, dont les écrits remarquables sont une mine féconde, qu'on doit toujours consulter.

Enfin, nous espérons que tous les travaux auxquels nous nous sommes livré, si minime que soit leur importance, seront accueillis avec bienveillance, sinon par leurs résultats, au moins en raison du but qu'ils se sont efforcés d'atteindre.

COMPTE RENDU

DU

RAPPORT SUR L'ÉTAT SANITAIRE DU CAMP DE CHALONS

Pour l'année 1857

PAR

M. le Baron LARREY

Ex-médecin en chef de l'armée de la Garde.

Le rapport remarquable sur l'hygiène du camp de Châlons adressé à Son Excellence M. le maréchal ministre de la guerre par M. le baron Larrey, a produit une si grande sensation en France et à l'étranger, que nous avons cru devoir en présenter le compte rendu en tête de cet ouvrage.

Cette tâche nous a paru obligatoire, parce que cette œuvre, si savamment exposée, a été pour nous un champ vaste et sûr, où nous avons puisé les premières idées qui nous ont servi à notre tour à rédiger ces pages, expression vraie de l'état sanitaire pour l'année 1858.

Médecin en chef de l'armée de la garde, honoré de la confiance de S. M. l'Empereur, présent chaque jour à son conseil, investi d'une autorité directe et immédiate sur le service de santé, entouré de tous les documents nécessaires, veillant par lui-même, avec la plus grande sollicitude, à provoquer toutes les modifications hygiéniques en faveur des troupes, le baron Larrey s'est acquitté dignement de la haute mission qui lui avait été donnée.

Pour être secondé dans l'accomplissement de son œuvre, il commença par convoquer tous les médecins de la garde, pour prendre en commun toutes les mesures indispensables, afin d'étudier d'une manière complète les règles hygiéniques à établir.

Ainsi l'état sanitaire de l'armée, les dispositions générales du camp, les cours d'eau et les influences de l'humidité, la construction des tentes et des baraques, le couchage et les vêtements, les soins de propreté, le régime alimentaire, les manœuvres, le service de santé en général, telles furent les grandes questions dont on s'occupa dans cette longue conférence. Une fois ces dispositions prises, M. Larrey prescrivit des rapports journaliers dans tous les corps pour s'assurer de l'exécution des mesures résolues en commun, et pour être instruit de toutes les modifications à apporter dans l'intérêt de la santé de l'armée.

Pour rendre compte de l'immunité morbide de la garde pendant toute la durée du camp, M. le médecin en chef fait d'abord ressortir la double aptitude physique et morale de ces troupes d'élite, accoutumées aux fatigues de la guerre. Il propose avec juste raison de faire passer tous les anciens soldats de la garde dans des compagnies de vétérans, afin de leur permettre d'arriver à la retraite, et d'avoir toujours des hommes aptes à faire campagne. On voit, au début de ce rapport, que deux grandes conditions morales, jointes aux heureuses conditions du climat et du sol, ont eu l'effet le plus favorable sur la santé et l'esprit des troupes, c'est d'abord le souvenir héroïque de l'ancienne armée dans ces plaines de la Champagne, et puis la présence de l'Empereur au milieu de sa garde.

M. le baron Larrey nous montre que l'emplacement du camp, la salubrité du pays, la constitution du sol, ont concouru, d'une manière efficace, à placer les troupes dans les meilleures conditions hygiéniques.

Après avoir fait connaître d'une manière générale l'assiette du camp, il s'occupe avec la plus grande attention des cours d'eau, et les bords marécageux du Cheneu lui paraissant devoir faire craindre pour la santé générale les effets toujours désastreux du dégagement des émanations paludéennes, il conseille de creuser le lit de la rivière, de former des conduits de dérivation et d'éloigner les tentes de ce voisinage.

L'eau est ensuite étudiée par lui, et, malgré la présence du carbonate calcaire, il la juge très saine et la considère comme une des heureuses conditions hygiéniques du camp. Il nous montre ensuite la constitution du sol comme devant, par sa perméabilité, présenter un double avantage au point de vue hygiénique, en absorbant promptement les eaux pluviales; au point de vue stratégique, en rendant facile dans tous les temps l'exécution des grandes manœuvres militaires. — Il conseille pour assigner à l'emploi de l'eau courante une mesure, hygiénique peu souvent exécutée, de régler les cours d'eau d'après les trois besoins essentiels de l'armée : la boisson des hommes, le breuvage des chevaux et la lessive du linge.

Il désire voir établir des lignes de démarcation de distance en distance pour fixer l'approvisionnement : la première partie réservée en amont pour les hommes, la seconde à l'abreuvoir placé au milieu, et la troisième laissée en aval au lavage.

Le système général des rigoles dans le camp et autour des tentes pour préserver les troupes des fâcheuses conséquences du froid humide, les feux de bivouac ont été également de sages mesures hygiéniques prescrites sur sa demande.

Après avoir parlé de la condition des vents, il nous montre comment, en faisant changer les heures des grandes manœuvres sous l'influence des chaleurs de septembre, il a pu en grande partie préserver les hommes des effets d'une forte insolation. Dans les détails du campement, il s'appesantit sur l'espacement des tentes, sur les distances réglementaires à observer dans leur installation, sur leur contexture, sur leur entretien, sur leur aération, sur les modifications à leur faire subir.

Il nous fait comprendre ensuite les mauvaises conditions dans lesquelles se trouvent les soldats en respirant l'air confiné de la tente ; il fait voir l'inconvénient de la profondeur exagérée des excavations faites dans certains régiments. C'est d'après ses observations et sur sa demande, qu'en vertu des ordres de l'Empereur, l'occupation de chaque tente fut réduite à **11**, **12** ou **13** hommes pour l'infanterie, et à **8** ou **10** pour la cavalerie.

Les guérites manquaient au campement dans les premiers jours, et les inconvénients du froid humide sur la santé des hommes mis en faction pendant la nuit étaient signalés dans tous les rapports journaliers.

Ce fut sur les observations de M. Larrey que M. le major-général du camp fit cesser cet état de choses. On s'occupa également, et d'après les avis du médecin en chef de l'armée, d'enlever avec soin le fumier et les détritus de toute espèce qui, en séjournant, auraient pu par leurs émanations réagir sur la santé.

Le couchage fut organisé avec beaucoup de soin ; le renouvellement de la paille destinée aux hommes fut fait tous les quinze jours, le sol des tentes fut convenablement entreṭenu, et tout ce qui est nécessaire à un bon campement fut l'objet d'un examen sérieux.

Le hamac, ce système si mobile de couchage, est conseillé dans les baraquements seulement comme un mode excellent par sa suspension au-dessus du sol, par ses oscillations douces, par la ventilation qu'il reçoit de toutes parts, par la facilité de l'installation et l'économie du transport.

Les vêtements de la troupe ont été modifiés, non-seulement selon les besoins du service, mais encore selon les préceptes d'hygiène, et M. Larrey fit adopter au camp une mesure qu'il désire que l'on maintienne en principe : c'est de donner aux hommes de la Garde le pantalon de toile pendant les temps pluvieux, afin que le pantalon de drap puisse de préférence être conservé comme meilleur préservatif contre les conséquences du froid humide. Chose essentielle et vivement recommandée par M. Larrey, c'est d'exiger rigoureusement que les hommes aient toujours la tête couverte pendant le jour, pour se soustraire aux effets pernicieux de l'insolation, et pendant la nuit pour éviter la fraîcheur.

C'est d'après la demande du médecin en chef que les ceintures de flanelle, destinées à protéger le ventre contre les variations de la température, furent accordées à la Garde ; et, grâce à cette heureuse initiative, les soldats furent préservés d'une foule d'affections du tube digestif. Il recommande, en outre, à défaut de bains, les ablutions, la création d'une piscine générale, et les soins de propreté ont tout particulièrement attiré son attention.

La nourriture des troupes a été l'objet, de sa part, d'une incessante surveillance, et il propose, pour assurer les garanties de la bonne qualité des denrées, l'intervention journalière de médecins et de pharmaciens désignés pour la réception et la dégustation des substances alimentaires.

Selon M. Larrey, les boissons débitées dans les cantines devraient être restreintes au vin et à l'eau-de-vie de bonne qualité; et toutes les autres boissons y seraient, d'après son avis, utilement interdites.

Passant à l'installation des chevaux, il s'élève contre

leur séjour en plein air, contre leur présence entre les rangées de tentes, contre les effets miasmatiques des litières, des fumiers, contre la présence des harnachements au milieu des effets de couchage, ce qui vicie l'air pendant les nuits.

Ce fut d'après ses avis que le service de santé fut réglé pendant les grandes manœuvres, et, selon sa pensée, les secours de l'art, au milieu de l'action, doivent se borner à une assistance prompte et intelligente.

La question du transport des malades fut envisagée avec le plus grand soin par le médecin en chef, et ce fut sur sa proposition que des brancards furent mis à la disposition des divers corps de la Garde. Les voitures ordinaires d'ambulance et les voitures Arnoux, de nouveau modèle, ne réalisent pas, selon M. Larrey, un progrès utile aux ambulances, et, les cacolets, au contraire, sont recommandés comme un des excellents modes de transport.

En attendant l'organisation complète des ambulances de l'armée, qui ne furent pas terminées pour le camp de 1857, des tentes-infirmeries furent créées dans tous les corps, et les malades qui n'y étaient pas conservés étaient dirigés directement, selon l'opportunité, soit sur l'hôpital de Châlons, soit sur Paris.

L'auteur termine cet ouvrage en exposant simplement des considérations générales sur les maladies observées au camp. L'état sanitaire a été généralement si satisfaisant pendant toute la durée du séjour des troupes, qu'au 3e régiment de voltigeurs de la Garde, par exemple, il n'y a pas eu de maladie sérieuse à constater. Les affections du canal digestif ont été généralement les plus fréquentes, et elles sont attribuées, en grande partie, par le médecin en chef, à la saison pluvieuse, à l'humidité des nuits, aux excès de boisson et aux fruits de mauvaise qualité. Vingt cas de dyssenterie ont été observés à l'hôpital de Châlons, et sur les dix cas de fièvre typhoïde mis en traitement, un seul a amené la mort.

Les fièvres intermittentes ont été en petit nombre, et un seul cas de fièvre pernicieuse à forme délirante a été observé sans accident fâcheux.

Les phlegmasies des organes respiratoires, peu fréquentes, ont été sans gravité dans les divers établissements hospitaliers.

Parmi les affections chirurgicales, les furoncles, les panaris, les abcès, les plaies par instruments piquants, tranchants et contondants ; les fractures, les entorses, les luxations et les blessures par armes à feu, forment le cadre nosologique de l'armée. Quelques brûlures au deuxième et au troisième degré, deux fractures de la clavicule, quatre fractures du radius, quatre fractures des os de la jambe, quelques luxations, dont une de l'épaule réduite sur le champ de manœuvre par le médecin en chef, et une de la cuisse réduite également par M. Larrey, sont des faits importants à signaler. Nous parlerons enfin de ce double accident dont les complications dangereuses faillirent causer la mort de deux artilleurs du 1er régiment. Ces hommes, sur le terrain même des grandes manœuvres, furent atteints de plaies contuses multiples très graves, suite de la déflagration de la poudre; mais, grâce aux soins infinis dont ils furent entourés, ils eurent la vie sauve, et l'un d'eux seulement subit l'amputation du bras droit.

L'Empereur témoigna à ces malheureux soldats une profonde sollicitude, vint les visiter lui-même à l'ambulance et assura leur avenir.

La mortalité a été à peu près nulle, puisque, sur 22,000 hommes, on n'a eu que quatre décès à constater.

Ces résultats prodigieux témoignent, dit l'auteur, mieux que tous les raisonnements, combien ont été exceptionnelles les conditions de l'état sanitaire.

Pour nous, outre les excellentes conditions du sol et du climat, outre le choix des hommes, l'heureux état sanitaire du camp de 1857 doit être, en grande partie, attribué aux sages mesures hygiéniques observées, aux soins éclairés, à la constante sollicitude avec laquelle M. le baron Larrey a constamment veillé sur la santé des hommes, et à la manière à la fois digne et consciencieuse avec laquelle il a rempli la noble mission qui lui avait été confiée par le chef de l'Etat.

C. MORIN.

LE CAMP DE CHALONS

1858

C'est au milieu des armes que se sont formés les plus grands héros. On ne naît pas capitaine, dit Montecuculli, mais on le devient, non par les livres, mais en campagne, non dans les plaisirs d'une vie douce, mais sous les armes et sur la neige, en souffrant le froid et le chaud.

La vie des camps a toujours été, à toutes les époques de la vie des peuples, la véritable école du soldat. Les Romains, dit Montesquieu, considéraient la paix comme un exercice, la guerre comme une application; et, en effet, dit Napoléon III, les succès obtenus par de jeunes armées ne sont en général que l'application d'études sérieuses faites pendant la paix.

D'une extrémité à l'autre de l'empire romain s'élevaient des camps fortifiés, dernier asile de la discipline militaire au moment de la décadence et des invasions des barbares.

Dans les temps modernes, les camps furent de nouveau rétablis, et ce fut Louis XI qui créa le premier camp d'instruction en Picardie, en 1479 ; un second fut formé par le même monarque, en 1480, au Pont-de-l'Arche (Seine-Inférieure). En 1698, Louis XIV établit un camp de 60,000 hommes à Compiègne. En 1727, Louis XV créa un camp à Richemont, sur la Moselle. En 1732, un nouveau fut installé au même endroit et commandé par le maréchal de Belle-Isle. En 1739, un camp fut formé à Compiègne, par les ordres de Louis XV. Enfin le camp de Boulogne, en 1804; le camp de Lunéville en 1824, les camps de Saint-Omer, de Satory, de Sathonay et de Châlons établis de nos jours, prouvent l'importance de plus en plus grande attachée à ces établissements temporaires, par les gouvernements, afin de donner aux troupes des écoles d'instruction militaire.

Le camp de Châlons, dit l'empereur Napoléon dans un ordre du jour adressé à sa Garde, ne sera donc pas un vain spectacle offert à la curiosité publique, mais une école grave que nous saurons rendre profitable par des travaux soutenus, et dont les résultats seraient évidents si jamais la patrie avait besoin de ses enfants.

C'est aux environs de Châlons-sur-Marne, dans les plaines Catalauniques, que se livra cette fameuse bataille ou Aétius tailla en pièces l'armée innombrable de ce farouche roi des Huns, qui s'intitulait lui-même le *Fléau de Dieu.*

Sidoine, Apollinaire, Idace, Cassiodore désignent les plaines de Châlons, entre la Vesle et la Suippe, à la jonction des routes de Toul et de Verdun, comme le théâtre de cette sanglante journée.

Un seul historien, Isidore de Séville, pense que cette bataille mémorable a été livrée à trois lieues de Châlons, dans les plaines de Mauriac.

C'est dans ces plaines immenses, où s'élève aujourd'hui le camp impérial, que la civilisation du monde fut sauvée de l'invasion de ces vautours du Nord, qui, voyant l'empire romain à l'agonie, se précipitaient en bandes innombrables pour dévorer les riches et belles provinces de l'Europe méridionale. Nos soldats cultivent aujourd'hui une partie de ces champs profanés par le puissant Attila, qui se vantait que l'*herbe ne poussait plus où son cheval avait passé*.

Ainsi les légions de la barbarie et celles de la civilisation foulèrent ce sol tour à tour, les unes destinées à plonger la terre dans les ténèbres; les autres ayant la noble et sublime mission d'apprendre le métier de la guerre pour conserver la paix au monde, en vertu de cet adage ancien : *Si vis pacem, para bellum*.

Le camp de Châlons est situé sur ce vaste plateau qui se développe entre la Marne, l'Aisne et la vallée d'Argonne. Ce pays, composé de plaines, arrosé par plusieurs petites rivières, est extrêmement propice pour recevoir une grande réunion d'hommes et exécuter les manœuvres militaires.

Le terrain est en grande partie composé de terres arides, reposant sur un sous-sol crayeux très friable, et cette situation si bien choisie convient sous tous les rapports à sa destination.

Etabli entre les rivières la Suippe et la Vesle, qui lui

servent de bornes à l'est et à l'orient, le camp a pour limite au nord, le Cheneu, cours d'eau dont le lit a été à sec cette année pour la première fois.

Enfin la limite au sud est représentée par la route qui s'étend de la ville de Châlons au village de Suippes. Le périmètre du terrain militaire est composé d'environ 12,000 hectares.

Le quartier général, qui par sa situation dominait le camp, était composé de plusieurs pavillons dont deux étaient destinés à l'Empereur.

En avant, et à peu de distance du quartier général, se trouvait, sur une estrade assez élégante, l'autel de l'armée, où toutes les troupes venaient, chaque dimanche, entendre la messe.

Si le pays est triste et monotone, si ces vastes plaines n'offrent à nos yeux qu'une pauvre végétation, on ne peut s'empêcher de reconnaître et d'apprécier tous les avantages d'une telle position pour le campement d'une armée.

La salubrité du pays, la constitution du sol, le choix de l'emplacement, l'absence de maladies endémiques ou épidémiques, l'air pur et frais que l'on respire sur ce vaste plateau, telles sont les excellentes conditions hygiéniques qui ont présidé à l'installation de l'armée. D'après *les ordres* de Sa Majesté l'Empereur, le camp de Châlons, ouvert le 15 juillet, a commencé à être levé à dater du 11 octobre, le lendemain de la revue d'honneur.

—

EFFECTIF DES TROUPES

DU

CAMP DE CHALONS.

(Renseignements pris le 20 septembre.)

	RÉGIMENTS CAVALERIE, INFANTERIE, armes spéciales.	EFFECTIF de LA TROUPE.	SOUS-OFFICIERS et soldats entrés aux hôpitaux.
	2e régiment de hussards,	622	78
	3e régiment de hussards,	615	125
	2e régiment de chasseurs,	614	82
	9e régiment de chasseurs,	618	52
	6e b^on de chasseurs à pied,	475	104
	15e régiment de ligne,	1195	171
	18e régiment de ligne,	1178	66
	21e régiment de ligne,	1225	65
	26e régiment de ligne,	1190	133
	14e b^on de chasseurs à pied,	449	19
	61e régiment de ligne,	1205	137
	73e régiment de ligne,	1274	107
	80e régiment de ligne,	1234	130
	86e régiment de ligne,	1246	39
	Train des équipages,	376	48
	1re comp. du génie,	167	16
	3e comp. du génie,	153	10
	7e comp. du génie, 3e rég.,	152	11
	11e rég. d'artill., 13e batt.,	164	5
	4e rég. d'art., 5e batterie,	129	6
	4e rég. d'artill., 14e batt.,	82	3
	13e rég. d'artill., 10e batt.,	171	
	14e rég. d'artill., 1re batt.,	163	10
	16e rég. d'artill., 8e batt.,	164	11
	17e rég. d'artill., 2e batt.,	163	12
	Infirmiers militaires,	39	»
Troupes venues de Lunéville dans les 1ers jours d'octobre.	2e régiment de dragons,	562	»
	4e régiment de dragons,	557	»
	5e régiment de dragons,	538	»
	11e régiment de dragons,	543	»
	16e rég. d'artill., 7e batt.,	156	»
	Total général.	17.421 h.	

SÉJOUR ANTÉRIEUR DES TROUPES

DU CAMP

DE CHALONS.

	RÉGIMENT.	SÉJOUR ANTÉRIEUR.	DURÉE.
	15e de ligne,	Strasbourg,	7 mois.
	18e de ligne,	Lyon,	2 ans.
	21e de ligne,	Avignon, Orange,	13 mois.
	26e de ligne,	Lyon,	11 mois.
	6e bon chass. à pied,	Strasbourg et Rennes,	2 ans.
	61e de ligne,	Grenoble,	11 mois.
	73e de ligne,	Sédan,	2 ans.
	80e de ligne,	Corse,	28 mois.
	86e de ligne,	Châlons et Mâcon,	13 mois.
	14e bon chass. à pied,	Toulouse,	22 mois.
	2e de hussards,	Vesoul,	7 mois.
	3e de hussards,	Napoléonville,	8 mois.
	2e de chasseurs,	Le Mans,	27 mois.
	9e de chasseurs,	Abbeville,	11 mois.
	Train des équip.,	Lyon,	—
	Génie,	Arras,	—
	4e artillerie, 2 batt.,	Metz,	—
	11e artill., 1 batt.,	Lafère,	—
	13e artill., 1 batt.,	Douai,	—
	14e artill., 1 batt.,	Vincennes,	—
	16e artill., 1 batt.,	Valence,	—
	17e artill., 1 batt.,	Bourges,	—
Troupes arrivées au camp de Chalons, les 2, 3 et 4 oct.	2e dragons, 4e dragons, 5e dragons, 11e dragons, 7e batterie d'artill. du 16e régiment.	Lunéville.	

SERVICE MILITAIRE

Il nous a paru indispensable, au point de vue hygiénique et médical, de faire connaître le service journalier des troupes, afin de juger de l'influence des exercices et des grandes manœuvres sur la santé des hommes.

Service journalier de l'infanterie.

4 heures 1/2 du matin, signal du réveil donné par un coup de canon. — Immédiatement après, distribution du café.

5 heures du matin, appel et réunion des travailleurs dans chaque corps.

De 5 heures 1/2 à heures du matin exercice.

A 8 heures, réunion derrière le centre de chaque corps des hommes désignés pour l'infirmerie.

A 8 heures 1/4, rapport des chefs de corps.

9 heures 1/2, réunion des malades à diriger sur l'hôpital de Châlons.

A la même heure, cessation du travail.

A 10 heures, la soupe.

A 11 heures 1/2, l'appel.

Midi 1/4, réunion des travailleurs dans les corps.

Midi 1/2, réunion des travailleurs au parc du génie ou sur les chantiers du travail.

De 2 à 4 heures, exercice ou théorie, selon les ordres de MM. les généraux de division ou commandants d'armes.

4 heures 1/2, cessation du travail.

A 5 heures, la soupe.

A 5 heures 1/2, la parade.

A 8 heures, la retraite, dont le signal était donné par un coup de canon.

8 heures 1/2, appel.

10 heures, extinction des feux et rentrée des sous-officiers.

A partir du 1er septembre, le réveil fut fixé à 5 heures du matin.

Dans le cas où les chaleurs seraient devenues trop intenses, la retraite devait être battue à 10 heures du matin, et il y aurait eu repos jusqu'à 2 heures.

L'exercice ou la théorie devait alors se faire de 2 heures 1/2 à 4 heures 1/2.

Les lundis et jeudis étaient des jours consacrés aux manœuvres de division.

Les grandes manœuvres, d'une durée de 5 heures environ, sous les ordres du maréchal, d'abord fixées tous les vendredis, furent exécutées, à partir du 7 septembre jusqu'au 1er octobre, tous les mardis et les vendredis, et le tir à la cible, à partir du 19 septembre, tous les mercredis, pour la première division, et tous les samedis pour la deuxième.

A la suite de l'enquête faite sur les hommes tombés malades le 14 septembre, à cause des grandes chaleurs, les grandes manœuvres de l'armée eurent lieu à 6 heures du matin, à partir du 17 septembre.

Les exercices de brigade ou de division se faisaient généralement à peu de distance du front de bandière, et les grandes manœuvres avaient lieu au milieu des vastes plaines du camp, à environ 5 ou 6 kilomètres.

Pour compléter ce tableau du service journalier, n'oublions pas de mentionner la messe, obligatoire pour tout le monde, le dimanche, à 8 heures du matin.

Service journalier. — Génie.

Réveil à 5 heures du matin, à dater du 1er septembre.

Travail, de 5 heures à 9 heures 1/2 du matin.

Travail, de midi à 4 heures du soir.

8 heures du soir, retraite; 8 heures 1/2, appel.

Dimanches, messe à 8 heures.

(Le génie assistait rarement aux grandes manœuvres du camp.)

Service journalier. — Cavalerie.

Lever, à 5 heures du matin, à dater du 1er septembre.

Botte, à 5 heures 1/4.

Pansage, de 5 heures 1/2 à 6 heures 1/2.

Lundis, manœuvre de division.

Grande manœuvre, mardis et vendredis, avec l'infanterie.

Jeudis, manœuvre de division.

Samedis, promenade des chevaux.

Dimanches, messe à 8 heures.

Pansage, de 3 à 4 heures 1/2, excepté les jours de manœuvre, où il se faisait en descendant de cheval.

Retraite, 8 heures du soir.

Appel, 8 heures 1/2.

Service journalier. — Artillerie.

Lever, à 5 heures du matin.

Botte, à 5 heures 1/4.

Pansage, le mercredi et le samedi, de 3 heures à 4 heures 1/2, les autres jours après les manœuvres.

Lundis, manœuvre de division.

Mardis, grande manœuvre avec l'infanterie.

Jeudis, tir à la cible.

Vendredis, grande manœuvre avec l'infanterie.

Dimanches, messe à 8 heures.

Retraite, à 8 heures du soir.

Appel, à 9 heures.

Service journalier de toute l'armée du camp de Châlons pendant la présence de l'Empereur.

4 octobre, lundi, grande manœuvre.

5 octobre, mardi, repos.

6 octobre, mercredi, grande manœuvre.
7 octobre, jeudi, repos.
8 octobre, vendredi, grande manœuvre.
9 octobre, samedi, courses.
10 octobre, dimanche, revue d'honneur.

—

Pendant toute la durée du camp, un tableau indiquait pour chaque jour les heures et la nature des distributions.

Les vivres, le vin et les fourrages étaient, autant que possible, transportés par les voitures du train, et des hommes de corvée, en cas d'insuffisance de moyens de transport, étaient chargés de ce soin.

Toutes les voitures de l'administration, munies de leur chargement, traversaient le camp dans sa plus grande longueur sur un immense réseau de fer américain de la longueur de trois kilomètres.

En cas d'alerte, les troupes d'infanterie se réunissaient sur le front de bandière en tenue de route, aussitôt que sonnait la marche du régiment ou la générale.

La cavalerie et l'artillerie montaient à cheval aussitôt la sonnerie de la générale.

Comme on peut le voir par ce long exposé du service journalier des troupes, toutes les journées au camp étaient parfaitement remplies, et ces occupations multipliées n'exercèrent parfois une influence fâcheuse sur la santé des hommes que pendant les jours de pluie ou de grande chaleur.

Ainsi, le 20 et le 27 août, une pluie constante étant tombée pendant presque toute la durée des grandes manœuvres, les hommes s'en ressentirent pendant plusieurs jours.

D'un autre côté, les inconvénients de la grande chaleur se manifestèrent d'une manière sensible à la grande manœuvre du 14 septembre.

Mais ces exercices, ces marches, ces manœuvres, tenant constamment les soldats en haleine, étaient généralement salutaires pour la santé des troupes. De plus, il faut ajouter que, si les hommes furent exposés chaque jour à de nombreuses fatigues, ils eurent constamment un excellent régime, des vêtements bien appropriés aux variations de la température, et que toutes les ressources de l'hygiène leur furent sans cesse prodiguées.

CAMPEMENT DE L'ARMÉE

L'infanterie était campée sur un vaste plateau, aride dans presque toute son étendue, excepté dans la deuxième division d'infanterie, où des petits bouquets de bois de pin donnaient aux troupes de l'ombrage et de la fraîcheur.

Ce campement se trouvait dans d'excellentes conditions hygiéniques, et par la composition du sol, et par l'absence de foyers miasmatiques.

L'artillerie, adossée à un petit bois, placée dans une situation riante et agréable, en arrière du Cheneu, en avant du village de Bacone, était dans une situation exceptionnelle. Les escadrons du train des équipages se trouvaient parfaitement établis entre l'artillerie, le magasin à fourrage et le bâtiment affecté au campement de l'armée.

La cavalerie, campée à la droite de la première division d'infanterie, sur les bords du Cheneu, sur la route du petit Mourmelon, était également installée sur un sol dénué de végétation, jouissant des mêmes propriétés de perméabilité.

La division de cavalerie de ligne, venue de Lunéville dans les premiers jours d'octobre pour assister aux grandes manœuvres, campait à droite de la cavalerie légère, en formant le demi-cercle, et par conséquent sur un terrain de même nature.

Les tentes elliptiques destinées au campement des troupes d'infanterie étaient placées par files perpendiculaires au front de bandière. Chaque compagnie avait deux files de tentes, séparées par une grande rue de la largeur de cinq pas.

L'intervalle d'une compagnie à une autre formait une petite rue de deux pas de large, et celui qui séparait les bataillons entre eux était de 24 pas. Deux tentes par compagnie, sous la dénomination de manteaux d'armes, servaient à déposer l'armement des soldats.

Les tentes des officiers de compagnie et des officiers de l'état-major, situées sur trois lignes parallèles, étaient séparées de celles des soldats par la grande rue du camp, et se trouvaient sur la grande ligne des baraques appartenant à chaque régiment.

L'orientation des tentes était N.-S. pour les officiers, et E. et O. pour les soldats.

Pour empêcher la stagnation des eaux, des fossés d'enceinte, autour de chaque tente, étaient partout organisés avec un système complet de rigoles, déversant en dehors du camp l'excédant des eaux pluviales non absorbées.

L'intérieur de chaque tente d'infanterie, dont le sol avait été préalablement tassé, était séparé par le milieu par une petite allée garnie de tresses de paille, et de chaque côté étaient alignées les paillasses des hommes, qui, avec deux couvertures et un paillasson, constituaient le mode de couchage de la troupe. La division des tentes en deux parties égales ne permettait pas d'adopter la position rayonnée recommandée par M. le baron Larrey.

Il était interdit de creuser les tentes, pour ne pas avoir, sous le prétexte d'agrandissement, une véritable basse-fosse, dont l'air condensé et l'humidité seraient nuisibles à la respiration des hommes. Les tentes étaient entretenues avec la plus grande propreté, les paillasses tous les jours exposées à l'air, les couvertures battues toutes les semaines, et l'aération quotidienne surveillée d'une manière très rigoureuse.

Ce système de couchage du soldat ne réunit pas encore, selon nous, toutes les conditions d'une bonne hygiène, car cette paillasse et ce paillasson, qui peu à peu absorbent l'humidité du sol, ne peuvent pas constamment garantir le soldat du contact de la terre. On pourrait, pour remplir ce but, se servir d'une claie en osier, moyen que nous avons employé avec succès dans la province de Constantine.

Les hommes ne sont convenablement et commodément établis sous ces tentes, qu'autant qu'elles ne sont occupées que par dix soldats, ce qui a eu lieu cette année, au lieu de seize ou quatorze, au minimum, ainsi que le prescrit l'instruction ministérielle du 14 juin 1843.

Déjà, l'année dernière, sur les observations de M. le baron Larrey, S. M. l'Empereur, après avoir pénétré le soir dans quelques tentes, avait ordonné que l'occupation de chacune d'elles fût réduite à 11, 12 ou 13 hommes au plus pour l'infanterie, et à 8 ou 10 pour la cavalerie, tellement cette question de haute hygiène avait paru importante au chef de l'Etat.

Les tentes d'officiers, faites avec peu de soin, d'un tissu peu serré, tamisent abondamment et offrent les mêmes inconvénients que celles des soldats.

Ces tentes, à cause de leur forme elliptique, sont plus susceptibles d'être renversées par le vent que les tentes coniques de la cavalerie, et, pendant les orages, sont impuissantes à garantir les hommes. Pendant les grandes chaleurs, la température est étouffante sous ces tentes, et l'aération presque impraticable, car, en ouvrant les deux portes, on se trouve dans un courant d'air très préjudiciable à la santé. Il faudrait, au moyen d'une fenêtre mobile, parer aux besoins de la ventilation, car les ventouses en vigueur dans les tentes Godillot sont loin de remplir le but pour lequel elles ont été créées. Les hommes, selon l'expression du baron Larrey, sont dans une véritable infection nocturne, attendant avec impatience l'heure de se soustraire à ce foyer impur.

Du côté des ouvertures, on ne peut placer personne, attendu que les courroies qui servent à fermer la tente font l'office de gouttières s'il vient à pleuvoir, et se bouclent avec la plus grande difficulté. Le tissu des tentes étant peu serré, les mailles se déchirent facilement ; l'eau, dans les grandes pluies, traverse la toile, se répand dans l'intérieur, développe promptement le froid et l'humidité, et mouille la literie des hommes.

Enfin, non-seulement les tentes elliptiques ordinaires tamisent, mais encore elles se rétractent sous l'influence de l'humidité, et ne peuvent plus se fermer hermétiquement.

Des tentes faites en coton double, ou les tentes actuelles doublées seulement d'un calicot léger, pourraient facilement parer à tous ces inconvénients.

La tente conique employée dans la cavalerie présente les mêmes désavantages que celles de l'infanterie; elle résiste mieux aux coups de vent, mais son aération a besoin d'être plus fréquente.

Les hommes, forcés à chaque instant de se courber pour agir, n'ont pas, comme dans celles de l'infanterie, la ressource précieuse du système de montants et de planchettes pour placer leurs effets, ce qui diminue d'une manière sensible l'espace individuel pour chaque cavalier.

Ces tentes contiennent huit hommes, ce qui, avec le harnachement qui s'y trouve en permanence, vicie l'air respirable. Les chevaux de chaque division étaient placés sur une seule ligne faisant face à l'ouverture des tentes. Ils étaient attachés par des cordes à des piquets plantés fortement en terre, à une distance de trois à six pas de la file des tentes de la division, et les hommes, pendant la nuit, avaient beaucoup à souffrir de ce voisinage.

Dans la division de cavalerie arrivée au camp pour

exécuter les grandes manœuvres devant l'Empereur (2e, 4e, 5e 11e dragons), les chevaux étaient retenus, non par les pieds à des piquets, mais bien par des licols fixés à des piquets enfoncés en terre à un mètre du sol. Cette méthode est excellente, en ce sens qu'elle n'amène avec elle aucun accident et qu'elle est plus commode pour les chevaux.

Le mode de campement de l'artillerie était spécial à cette arme :

1o En avant du front de bandière se trouvaient d'abord toutes les pièces de canon;

2o Les chevaux en seconde ligne;

3o Les tentes réservées au harnachement;

4o Le campement des hommes;

5o Les tentes d'officiers.

Les tentes consacrées au harnachement, munies d'une bonne ventilation, contenaient les selles et les brides dans un ordre parfait, et les hommes, à l'aide d'un couloir courbe habilement ménagé, pouvaient prendre facilement tout ce qui leur était nécessaire, sans le moindre désordre.

Il y aurait, selon nous, deux innovations essentielles à apporter dans le système de la cavalerie en général, ce serait :

1o Des hangars réservés pour la sellerie, afin d'éviter pour les hommes les émanations du cuir;

2o Une tente-écurie pour abriter les chevaux contre toutes les variations de la température, soit le jour, soit la nuit.

La tente marquise, dite *tente du conseil*, affectée aux chefs de corps est la plus belle, la plus spacieuse et la plus confortable de toutes, mais elle est un peu trop compliquée pour être employée en grand. Elle offre une très grande capacité, une doublure qui lui donne une épaisseur convenable, et de plus, comme effet hygiénique, elle est munie d'un système de ventilation parfait.

Quant à la tente-abri, dont l'usage est si précieux dans nos provinces d'Afrique, elle n'a pas été employée au camp de Châlons, et, malgré les avantages qu'on lui attribue, surtout à cause de sa simplicité et de la promptitude de son installation, elle ne peut être employée en campagne, que dans un campement de peu de durée, car elle est insuffisante pour préserver les hommes de la pluie et du froid. Les tentes-abri ont été dressées une seule fois, le 5 septembre, pour initier les troupes à leur installation.

Les tentes turques modifiées, mises à l'essai dans la cavalerie, étaient de deux sortes : les unes en toile, les autres en coton. Celles en coton, les seules qui ne tamisent pas, sont plus spacieuses que les tentes ordinaires, ont un excellent système de ventilation et par conséquent leurs sont préférables.

En date du 17 septembre, un ordre annonçait à l'armée que Son Excellence le Ministre de la guerre avait envoyé au camp pour y être expérimentées :

1° 4 tentes elliptiques d'officiers en toile ordinaire ;

2° 2 tentes elliptiques d'officiers en toile de coton ;

3° 2 tentes elliptiques d'officiers en toile à sac, dite 3 fils;

4° 8 tentes elliptiques de troupe en toile à sac, dite 3 fils;

5° 4 tentes elliptiques de troupe en toile de coton;

6° 3 tentes coniques d'officiers en toile à sac, dite 3 fils;

7° 1 tente conique d'officier en toile de coton;

8° 6 tentes coniques de troupe, toile à sac, dite 3 fils;

9° 2 tentes coniques de troupe en toile de coton.

Ces tentes ont été expérimentées, celles de forme elliptique dans l'infanterie, et celles de forme conique dans la cavalerie.

D'après les renseignements que nous avons pris nous-même dans les corps, voici, en résumé, quels sont les résultats de l'expérimentation :

Les tentes coniques de coton mises à l'essai dans la cavalerie, non-seulement ont une forme plus élégante que les anciennes, mais sont soumises à un meilleur système de ventilation, au moyen d'un orifice situé à l'extrémité supérieure, et inaccessible à la pluie; elles sont de plus pourvues à l'extrémité inférieure d'un système semblable à celui des tentes turques modifiées. Il est à remarquer, en outre, que les portes sont plus larges et ferment plus exactement. Les tentes de coton pur sont complétement imperméables, tandis que celles de toile et coton tamisent un peu. Si ces tentes, par leur blancheur, ont l'inconvénient de fatiguer la vue, elles ont sur les anciennes trois avantages notables : 1° imperméabilité plus manifeste;

2° meilleur système de ventilation; 3° fermeture hermétique des portes.

Les tentes mises à l'essai au 21e de ligne ne se terminent pas inférieurement comme les tentes coniques, ont la même circonférence que les anciennes, ferment bien mieux au moyen d'un double système d'attache comme dans la cavalerie, ont une plus grande largeur de porte, et, de plus, celles en coton pur sont imperméables et d'une solidité remarquable.

Les tentes en tissu mixte sont moins solides, un peu perméables, et les unes comme les autres n'ont aucun système particulier de ventilation.

Comme celles de la cavalerie, elles ont l'inconvénient de la blancheur, qui, à la longue, fatigue les yeux, de la transparence, qui, le soir, à la lumière, permet de voir ce qui se passe à l'intérieur; mais elles ont aussi, sur les tentes ordinaires, l'avantage d'une imperméabilité évidente et d'un meilleur système de fermeture; car ces doubles tresses de coton à olive sont bien préférables à ces courroies de buffle qui, une fois mouillées, glissent dans les doigts, déchirent la toile et laissent infiltrer l'eau dans les tentes.

Comme celles de la cavalerie, ces tentes sont, en outre, plus gaies, plus agréables à habiter: et, chose importante à signaler, c'est que le brouillard ne les traverse pas comme les anciennes.

Disons enfin que le faîtage bleu des tentes d'officiers devrait être supprimé comme complétement inutile, car ces tentes ne pourraient plus par la suite servir au campement des soldats, en conservant cette distinction.

Pour que ces tentes ne laissent plus rien à désirer, il faudrait qu'elles fussent grises ou bleues, au lieu d'être blanches, et, de plus, qu'elles eussent une doublure légère de coton.

Des tentes elliptiques ordinaires, situées en avant du front de bandière, faisaient l'office de salle de police.

Les baraques et dépendances affectées aux cantines, aux mess des officiers, aux hangars des chevaux, et tous les divers établissements de l'administration, étaient dans de bonnes conditions hygiéniques.

La toiture en papier bitumé employée l'année dernière a parfaitement résisté à l'hiver ; et nous croyons que ce système de couverture peut être employé avec succès sur une vaste échelle.

Les *abris-légers* de M. Lagout, ingénieur des ponts et chaussées, n'ont pas été employés au camp; par conséquent, nous ne pouvons pas nous prononcer sur la valeur de l'algue marine.

En arrière des lignes des tentes de l'état-major de chaque régiment, sur la limite du terrain militaire, se trouvaient placées des baraques mal fermées, creusées au milieu d'un large fossé, qui servaient de latrines aux troupes du camp, au nombre de trois par régiment.

Les latrines, outre que leur situation si rapprochée des tentes de l'état-major, ne pouvait les soustraire complétement aux émanations méphitiques, présentaient, à cause de leur distance des tentes de soldats, de sérieux inconvénients pour les hommes, forcés d'y venir satisfaire leurs besoins pendant des nuits froides et pluvieuses.

D'après le service des armées en campagne, les latrines des troupes doivent être placées à 150 pas en avant du centre de chaque bataillon : l'exécution pure et simple du règlement aurait fait éviter les inconvénients que nous venons de signaler.

Des baquets, pour les petits besoins de la nuit, étaient placés à côté des manteaux d'armes, dans la proportion d'un pour deux compagnies ; mis le soir, après l'appel, ils étaient enlevés le matin au réveil.

Nous terminons cet article en disant que le campement général, jusque dans ses moindres détails, a toujours été parfaitement organisé dans tous les corps de l'armée.

BARAQUEMENT POUR L'HIVER.

Un baraquement permanent, destiné à l'infanterie, construit par les soins du génie, et définitivement terminé cette année, était prêt, à notre départ du camp, à recevoir un régiment de 1,600 hommes, sans compter un baraquement spécial pour une compagnie du génie forte de 150 hommes. Cet établissement, situé sur l'emplacement du front de bandière, à gauche du 15e de ligne, un peu en arrière de l'ambulance du centre, et à proximité du village de Mourmelon-le-Grand, est composé de 32 baraques.

Chacune de ces baraques, un peu exhaussée du sol, construite en briques, recouverte en ardoise, a les murs intérieurs enduits d'une couche de plâtre, et, de plus, possède une largeur de six mètres sur quatre de hauteur. Les fenêtres, placées à la partie supérieure, afin de ne pas empêcher les hommes de mettre les sacs à la tête des lits, sont établies de quatre en quatre mètres, se faisant face, ce qui donne une parfaite ventilation.

Chaque compagnie a deux baraques : la première, contenant une chambre à feu pour 50 hommes, et une chambre avec poêle pour 4 sous-officiers ; la deuxième, une chambre à feu pour 50 hommes, et une chambre avec poêle pour le sergent-major et le fourrier.

L'officier supérieur possède trois pièces, dont deux à feu de cheminée ; les capitaines deux pièces, dont une à feu de cheminée ; les lieutenants et sous-lieutenants deux pièces pour deux avec un poêle qui prend jour dans la cheminée des capitaines.

La mess des officiers est divisée en quatre sections : la première pour les officiers supérieurs ; la deuxième pour les capitaines ; la troisième et la quatrième pour les lieutenants ou sous-lieutenants.

Ces diverses baraques sont séparées par des rues, et chacune est isolée.

Une cuisine munie de huit fourneaux a été établie pour chaque compagnie, avec une cave particulière.

L'eau est fournie par des puits au nombre de quatre pour le régiment.

Les latrines, encore à l'état de baraquement en bois, sont restées inachevées, et c'est là une lacune bien regrettable et pour la propreté et pour les conditions hygiéniques.

Nous ne pouvons finir ce petit chapitre consacré à l'installation des troupes pendant la mauvaise saison, sans donner à MM. les capitaines du génie Wenant et Roubaud, le juste tribut d'éloges qui leur est dû pour l'établissement vraiment remarquable qu'ils ont créé dans un si court espace de temps.

VÊTEMENTS DU SOLDAT.

Les vêtements militaires ont subi jusqu'à nos jours, au nom de l'hygiène, de constantes et nombreuses modifications, et la tenue telle qu'elle est aujourd'hui est propre à lutter avantageusement et contre les différentes saisons et contre les variations de la température.

La capote, employée au camp dans les grandes manœuvres, est le véritable vêtement du soldat, le cou s'y trouve à l'aise, la poitrine a l'ampleur nécessaire pour se dilater largement, les mouvements sont faciles, l'homme respire librement.

Les organes abdominaux, les membres inférieurs sont protégés contre l'intempérie des saisons, et par ce moyen on peut se soustraire avec facilité aux funestes conséquences du froid et de l'humidité. La veste, vêtement léger et commode, convient dans les camps, pendant la belle saison, pour les exercices et pour les corvées de régiment. La tunique est un véritable vêtement de parade, elle ne protége ni le ventre ni les jambes, ne couvre pas le soldat, n'est ni assez souple ni assez ample, comprime les organes de la respiration, et, au moyen de l'agrafe, serre trop fortement le cou.

La capote à capuchon, dite criméenne, est un vêtement de campagne précieux, il réunit toutes les conditions exigées par l'hygiène, et l'expérience a prouvé tout ce qu'il avait d'avantageux pour le soldat. Il serait à désirer que cette capote fût conservée, même en temps de paix, pendant la saison rigoureuse.

Le col, cette question si souvent discutée, est condamné par l'hygiène, et nous sommes forcé de convenir qu'il n'a été inventé que pour l'harmonie de l'uniformité. Le col devrait être proscrit d'une manière absolue et remplacé par une cravate noire, car les hommes ne le portent pas toujours impunément. Tantôt ce sont des syncopes et même quelquefois des congestions cérébrales qui se développent, sous l'influence de cette espèce de strangulation, pendant les fortes chaleurs ; tantôt ce sont des adénites cervicales, affections si communes dans l'armée et si rebelles aux traitements.

Tout en admettant la prédisposition naturelle du tempérament, il faut évidemment reconnaître que le col est tout au moins la cause occasionnelle de ces accidents morbides, quand il n'en est pas la cause directe et unique.

Ce qui se passe en Afrique à cet égard devrait, ce nous semble, éclaircir cette question, et nous pensons que le temps n'est pas éloigné où cette réforme sera prise en sérieuse considération.

Le shako, coiffure lourde et peu gracieuse, fatigue la tête du soldat par sa pesanteur, le système de ventilation qu'on y a introduit est complétement insignifiant, et un képi dur, comme on en portait jadis en Afrique, ne présenterait pas tous ces inconvénients.

La lingerie du soldat, qui est insuffisante, se compose de trois chemises de coton, de deux caleçons, de deux mouchoirs et d'une calotte.

Le tissu du linge, comme mesure hygiénique, est parfaitement convenable, car le coton est meilleur pour absorber la transpiration, et se sèche avec une plus grande rapidité.

Pour éviter, autant que possible, les ophthalmies, les maladies légères de l'oreille, et les affections fluxionnaires du visage, on avait prescrit aux hommes de bien se couvrir la tête pendant la nuit ; mais la calotte de coton, évidemment trop courte, ne pouvait remplir ce but, et elle devrait, à l'avenir, être remplacée par le bonnet de coton ordinaire.

Deux serviettes de coton, obligatoires pour chaque soldat, seraient une mesure indispensable au nom de la propreté, et ne chargeraient pas trop le sac des hommes.

Ce qui malheureusement manque aux soldats en campagne, ce sont des chaussettes de laine pour protéger les pieds et absorber le produit de la transpiration cutanée. Les hommes seraient heureux d'en posséder au milieu de la neige, de la boue, après une étape faite par un mauvais temps, au milieu des marches forcées, au retour d'une grande manœuvre. Si cette mesure était adoptée, ce serait un véritable bienfait pour l'armée tout entière.

La ceinture de flanelle, ce moyen prophylactique des affections intestinales, est une excellente mesure pour le soldat au milieu de la vie des camps. Aussi, l'Empereur, dans sa sollicitude et sur la demande du baron Larrey, avait déjà fait distribuer l'année dernière 22,000 ceintures à la garde, au camp de Châlons.

Dans le rapport que nous avons eu l'honneur de transmettre à M. l'inspecteur du service de santé, nous avons fait valoir qu'une seule ceinture n'était pas suffisante.

Il serait à désirer pour l'avenir que les hommes fussent pourvus d'une seconde ceinture, afin de pouvoir en changer à époque fixe, car étant destinée à protéger les organes abdominaux contre les variations de la température, ces conditions hygiéniques cessent du moment que l'homme quitte sa ceinture pour la laver.

Les chaussures, destinées à protéger les pieds contre

les violences extérieures, ont besoin de réunir à la fois la solidité et la souplesse, afin de ne pas développer des cors, des durillons des ulcérations, des ongles incarnés, accidents qui sont toujours le résultat de l'emploi de souliers trop étroits ou trop durs. Au lieu d'établir plusieurs séries de longueur pour les chaussures du soldat, ce serait une excellente réforme à introduire que de les faire sur mesure.

La chaussure mécanique, peu solide par elle-même, ayant l'énorme inconvénient de recevoir difficilement une réparation, avait été acceptée pour l'armée au moment de la guerre d'Orient, où les approvisionnements se faisaient avec difficulté; mais aujourd'hui que les circonstances ne sont plus les mêmes, espérons que les magasins militaires écouleront ce qui leur reste encore, et que désormais on reviendra à l'ancien et excellent système des chaussures cousues.

Le sabot, chaussure si bonne pour se garantir de l'humidité pendant la mauvaise saison, aurait pu être adopté au camp sur une grande échelle, si notre séjour s'était prolongé pendant la mauvaise saison.

Une réforme avait été proposée à l'époque de la guerre d'Orient pour la chaussure en campagne : il s'agissait d'adopter la demi-botte pour remplacer le soulier à guêtre mobile. Une commission nommée à cet effet avait accepté la demi-botte d'un avis à peu près unanime; mais cette décision n'eut pas de suite. Nous regrettons bien vivement que l'essai de ce nouveau mode de chaussure n'ait pas été fait au camp de Châlons, car cette proposition aurait pu être reprise et jugée d'une manière définitive.

La question des guêtres, si minime qu'elle soit, a encore son importance véritable. En France, en station, dans les marches, pendant les étapes, les guêtres blanches sont agréables au soldat, elles ne causent ni étranglement, ni excoriations, maintiennent la transpiration, la souplesse et la flexibilité de l'articulation, mais elles ont l'inconvénient de se salir promptement et de se déchirer avec facilité, ce qui rend leur usage moins fréquent.

La guêtre de cuir, au contraire, n'est pas aussi souple, aussi agréable, aussi fraîche; mais en campagne, dans les marches longues et difficiles, au milieu des pays de montagnes, elle convient au soldat, car elle a l'avantage de lui maintenir solidement le pied, de le protéger contre les accidents du terrain et de rendre sa marche plus dégagée.

Terminons cet article en citant cette pensée d'un grand homme de guerre, qui doit toujours être présente à l'esprit quand il s'agit d'apporter des réformes dans le vêtement du soldat : « L'amour du coup d'œil l'emporte souvent sur les égards que l'on doit à la santé, qui est un des plus grands points auxquels il faut faire attention. » (Maréchal de Saxe.)

—

SOINS DE PROPRETÉ

« Les bains sont un des meilleurs moyens d'entretenir la santé et de préserver des maladies inflammatoires; mais quand ils sont pris inconsidérément, ils peuvent devenir la source de beaucoup de maux. »

Au quartier-général du Kaire, le 12 fructidor an IV.

DES GENETTES.

Les soins de propreté ont été observés au camp avec autant d'ordre et de régularité que les circonstances le permettaient. L'usage des bains remonte à la plus haute antiquité, et ils ont été recommandés à tous les peuples au nom de la religion ou de l'hygiène. Chez les Grecs, chez les Romains, les bains ont toujours été en grande faveur, et toutes les affections cutanées, si nombreuses pendant toute la durée du moyen âge, n'avaient pour cause unique que l'abandon de cette ressource hygiénique de premier ordre.

L'importance des bains a été comprise dans toutes les

armées modernes, et chaque année, des écoles de natation sont en permanence pendant la saison des chaleurs. Malheureusement ces bains, qui entretiennent la propreté du corps, qui délassent les hommes, qui préservent des affections de la peau, tout en donnant aux soldats des distractions et du plaisir, n'ont pu être prescrits au camp de Châlons, à cause de l'éloignement et du peu d'importance des rivières. Les ablutions qui, comme les bains, nettoient la peau, favorisent la transpiration, tonifient les tissus, auraient pu être recommandées. Comme le désirait le baron Larrey dans son rapport, tout ce que l'on pouvait exiger des hommes, le lavage de la figure, des pieds et des mains, a été rigoureusement observé, grâce à l'intervention du commandement dans les mesures hygiéniques.

Une innovation à apporter, qui serait très importante au point de vue de la propreté des hommes en général, ce serait d'installer une baraque avec un réservoir rempli d'eau au moyen d'une pompe spéciale. On pourrait même obtenir de l'eau chaude, au moyen d'un système de chaudières, alimentées soit par un foyer souterrain, soit par le feu des cuisines, et chaque compagnie irait à tour de rôle se conformer à l'exécution des soins de propreté dans ce lavoir commun.

En divisant cette grande baraque en deux parties, on pourrait, dans la journée, employer la seconde pour faire une salle d'escrime et de danse, afin de soustraire les élèves du camp à l'intensité des rayons solaires.

Pour forcer d'une manière rigoureuse les hommes à

être propres, au lieu de laisser pour ainsi dire le moment de leur toilette à leur libre arbitre, ou à la surveillance des sous-officiers. L'heure des soins de propreté devrait être fixée par une sonnerie générale dans chaque régiment, comme le propose avec juste raison M. le baron Larrey.

Le blanchissage du linge de la troupe était en grande partie confié à une entreprise civile, dont l'établissement fonctionnait à la vapeur, et était situé en arrière de l'ambulance de la deuxième division d'infanterie. Dans l'artillerie et dans la cavalerie, on le faisait blanchir dans les villages environnants, et dans quelques corps même on le portait jusqu'à Châlons.

Les vêtements, journellement battus, brossés, exposés à l'air, suspendus pendant la nuit, ont été surveillés avec soin, afin de ne pas devenir un foyer de miasmes pour les hommes, qui avaient besoin de trouver sous la tente un sommeil réparateur.

L'intérieur de chaque tente, comme nous l'avons dit, était balayé chaque jour avec la plus rigoureuse exactitude, et les rigoles qui les entouraient, destinées à l'évacuation des eaux, étaient entretenues avec la plus stricte surveillance.

Le système général des rigoles destinées à l'écoulement des eaux dans chaque campement était également l'objet d'une attention soutenue.

Quant à la propreté générale, elle était assurée par des hommes de corvée qui, chaque jour, devaient balayer les rues, les environs du camp, et porter au loin les ordures, afin de ne rien négliger dans l'intérêt de la salubrité publique.

D'après les préceptes de Desgenettes, formulés dans un ordre du jour publié devant Saint-Jean-d'Acre, le 3 germinal an VII, il est indispensable de faire journellement couvrir de terre les fosses d'aisance et de les renouveler souvent; mais ces mesures hygiéniques n'ont été adoptées que tardivement au camp, et des employés civils étaient seuls chargés de vider les fosses d'aisance plusieurs fois par semaine. Non-seulement les latrines auraient dû être vidées tous les jours, mais cette corvée aurait dû être faite la nuit. De plus, pendant les grandes chaleurs, il eût été urgent de recouvrir les fosses d'aisance de craie ou de suie.

Voici la prescription qui fut mise à l'ordre du jour, en date du 14 septembre, au sujet de l'enlèvement des détritus du camp et de l'entretien des fosses d'aisance :

« Dans la plupart des corps, on ne se conforme pas aux ordres donnés par les prescriptions générales en date du 3 juillet. Les immondices provenant des corvées du camp et des jardins sont déposées près des latrines et ne sont pas enterrées. MM. les généraux de division donneront des ordres pour que les immondices ne séjournent pas à l'air libre et soient enterrées. M. le chef de génie donnera des ordres à l'entrepreneur chargé de la vidange des latrines pour que cette opération soit faite régulièrement et avec soin, et que les moyens de désinfection soient employés pour arrêter, autant que possible, les exhalaisons des fosses d'aisance. »

Le système des fosses d'aisance employé au camp pourrait être modifié d'une manière très avantageuse, au point de vue de l'hygiène et de la propreté, en évitant le dégagement permanent des émanations, assez sensible dans les temps humides.

Il s'agirait de remplacer ces fosses en plein vent par un système de tonneaux mobiles, avec un large et long tuyau, que l'on viderait avec la plus grande facilité, et avec une grande économie de temps.

Des visites générales de santé étaient passées chaque mois, non-seulement pour s'assurer si les hommes étaient atteints d'affections syphilitiques ou cutanées, mais encore pour s'assurer s'ils étaient revêtus de leur ceinture de flanelle et si elle était bien placée.

La propreté et l'entretien de la bouche ont attiré constamment l'attention des médecins du camp. Un certain nombre de stomatites et de gencivites ulcéreuses, développées sous l'influence de la malpropreté, ont provoqué des ordres à cet égard par la voie du rapport, afin de forcer les hommes de faire usage de leurs brosses à dents.

Les soins de propreté, comme toutes les mesures hygiéniques d'une grande importance, ont toujours été, de la part du commandement, l'objet d'une haute surveillance.

INFLUENCE DES EAUX ET DES VENTS.

—

Toutes les eaux qui coulent à la surface de la terre renferment une quantité plus ou moins grande de gaz et de substances soit organiques, soit inorganiques.

La composition, au point de vue chimique, et les propriétés de ces eaux sont en raison directe de la nature des diverses couches de terrain qu'elles traversent.

Le canton de Suippes, arrosé par diverses rivières, telles que la Vesle, la Noblette, la Suippe, le Cheneu, a toujours procuré une eau d'assez bonne qualité, et ce dernier cours d'eau, desséché cette année pour la première fois, n'a pas présenté cet aspect marécageux qui faisait redouter, pour son voisinage, des circonstances d'une haute gravité.

Le tarissement du Cheneu, arrivé brusquement, a peut-être été causé par la présence des puits, qui ont pu arrêter le cours des nappes d'eau destinées à alimenter cette rivière ; il n'a pas été possible, par conséquent, comme le voulait M. le baron Larrey, de régler le cours d'eau au moyen de trois lignes de démarcation pour les trois besoins essentiels du camp.

L'eau des autres rivières situées aux environs du camp est limpide, inodore, d'une saveur agréable; mais elle n'a, par son éloignement, concouru ni à l'alimentation du camp, ni au breuvage des chevaux, ni au blanchissage du linge.

L'eau dont on se servait pour ces divers usages provenait seulement de nombreux puits creusés l'année dernière par ordre de l'Empereur, au nombre de trois par régiment.

Cette eau, comme le dit M. l'inspecteur Larrey, provient d'une véritable filtration pluviale, qui imbibe d'abord la terre, pénètre ensuite dans la couche crayeuse, et arrive enfin à une certaine profondeur, où la nappe d'eau, plus ou moins abondante, entretient ces puits creusés tantôt à six, parfois à huit, et quelquefois à douze mètres.

L'eau des puits, qui a été un peu insuffisante dans certaines circonstances, et notamment au 73e de ligne, n'est pas séléniteuse, ne contient aucun sulfate et ne fournit aucun résidu abondant par l'évaporation.

Cette eau, inodore, d'une saveur fraîche et pénétrante, est d'une couleur lactescente; mais cette nuance, due à la présence du carbonate de chaux en solution, disparaît par le repos du vase et, mieux encore, par l'addition de quelques gouttes de vinaigre. Il y a alors dégagement de grosses bulles d'acide carbonique, qui se fait avec une extrême rapidité, et formation d'acétate de chaux soluble.

A part la couleur, cette eau est d'une bonne qualité, cuit parfaitement les légumes, et, bue avec prudence pendant les fortes chaleurs, n'a jamais causé aucun accident.

Règle générale, à part quelques rares exceptions, elle a suffi partout pour les hommes, pour les cuisines, pour le breuvage des chevaux, pour les soins de propreté et pour la culture ; et, malgré son aspect qui, dans les premiers moments, inspirait un peu de répugnance, on la buvait toujours avec plaisir.

De plus, nous pensons que cette eau carbonatée pouvait s'opposer, en partie, à la production des diarrhées ; car, dans une foule de cas, chez les personnes atteintes soit de gastralgie, soit de pyrosis, soit de diarrhées aiguës ou chroniques, on emploie avec succès la craie et les yeux d'écrevisse ; médicaments qui agissent purement et simplement, en vertu de leur composition chimique, c'est-à-dire par la présence du carbonate de chaux.

Nous ajouterons, comme un fait très important à signaler, que l'eau de pluie conservée dans les citernes est conseillée par le savant professeur, M. Gama, soit comme addition à l'emploi des eaux ordinaires, soit exclusivement à toute autre, quand on peut s'en procurer suffisamment. Il serait urgent, selon nous, pour parer aux éventualités de disette d'eau qui peuvent se présenter à l'avenir, de créer des citernes sur toute l'étendue du camps de Châlons. Cette mesure, appliquée sur une vaste échelle, serait très utile et d'une opportunité évidente.

L'eau de citerne pourrait servir à la fabrication du pain, à la préparation des aliments, à la boisson des hommes, aux soins de propreté, au breuvage des chevaux, concurremment avec l'eau de puits. De plus, on pourrait s'en servir dans les cas d'incendie, circonstance que nous ne pouvons passer sous silence ; car on doit se rappeler qu'à l'incendie qui s'est manifesté au village de Mourmelon-le-Grand l'eau manquait sur tous les points.

Au moment des grandes chaleurs, se croyant un instant menacé de manquer d'eau, on a exercé sur son emploi la plus grande surveillance.

Des plantons étaient placés aux abreuvoirs par les corps intéressés, pour empêcher d'employer l'eau à un autre usage que celui auquel elle était destinée ; et, partout, les auges étaient entretenues pleines avec la plus scrupuleuse exactitude.

Les hommes employés aux pompes de cavalerie faisaient cette manœuvre doucement et régulièrement pour éviter de les détériorer. On obtenait ainsi, sans risque d'accident, une quantité d'eau considérable; et les mêmes dispositions étaient prises pour les pompes mises à la disposition de l'infanterie.

Jamais l'eau pluviale ne séjournait dans le camp, et, comme nous l'avons vu, des systèmes de rigoles régulièrement établis déversaient l'eau sur les terres voisines ; par conséquent, on n'eut jamais à constater ni mares, ni flaques d'eau bourbeuses et infectes.

Au reste, la propriété absorbante du sol était telle, qu'une heure après les plus grandes pluies, le terrain était presque sec, circonstance très heureuse, et pour la santé des hommes, et pour les exercices militaires.

Les pluies d'orage, peu fréquentes pendant le mois d'août et pendant le mois de septembre, n'ont pas précisément donné beaucoup d'humidité au sol ; mais, en mouillant, les tentes, qui tamisaient, ont été la cause de bien des indispositions.

Un orage épouvantable s'étant abattu sur le camp dans la soirée du 20 septembre, toutes les rues, un certain nombre de tentes furent inondées ; et, ce qu'il y eut de plus fâcheux pour les hommes, ce fut de coucher sur la paille mouillée.

Heureusement, cette circonstance accidentelle ne contribua pas à augmenter d'une manière sensible le nombre des malades ; et, dès le lendemain, un soleil magnifique permit de sécher les tentes, les vêtements et les objets de couchage. Le système général des rigoles adopté jusqu'à ce moment, reconnu vicieux dans quelques régiments, fut en partie modifié sur toute la ligne du camp. Les pluies du 20 et du 27 août, qui ont eu lieu pendant presque toute la durée des grandes manœuvres, méritent également d'être signalées.

Les grandes chaleurs ont rendu parfois les manœuvres fatigantes pour les hommes ; et, dans la journée du 14 septembre, il en est résulté des cas d'insolation. Mais l'autorité supérieure, comme nous l'avons dit, pour obvier à cet inconvénient, choisit, à dater de ce jour, le matin pour l'exécution des grandes manœuvres.

La température, très chaude pendant les deux tiers de notre séjour, a été ensuite très variable, et quelques jours de froid succédaient souvent à une journée de chaleur. Les matinées et les soirées ont été très fraîches à partir de la fin du mois de septembre, et la gelée blanche elle-même s'est fait sentir le 6, le 7 et le 8 octobre.

C'est à l'humidité et à la fraîcheur des nuits succédant aux grandes chaleurs du jour, bien plus qu'aux fatigues de la vie des camps, que sont dues, en grande partie, les maladies du tube digestif et les affections rhumatismales.

Les vents de sud-ouest, de nord-est et de nord-ouest ont été les plus fréquents, et parfois ils ont été assez impétueux pour renverser des tentes.

Les brouillards, qui ont commencé le matin seulement, vers la fin du mois d'août, n'ont eu ni intensité ni longue durée.

Les feux du bivouac, si nécessaires en automne dans la vie des camps, ont été accordés seulement dans chaque régiment à partir du 30 septembre.

Ils étaient allumés sur toute la ligne, en avant du front de bandière, à huit heures du soir, et à dater du 4 octobre ils ont été également prescrits le matin au lever des troupes.

Comme les craintes de M. le baron Larrey, en présence du cours un peu marécageux du Cheneu, ne se sont pas réalisées cette année, en raison du dessèchement complet de cette rivière, il eût été dispendieux et parfaitement inutile de creuser plus profondément le lit de la rivière, d'en exhausser les rives, de s'occuper des conduites de dérivation et d'en éloigner l'installation des tentes et des baraques.

RÉGIME ALIMENTAIRE

« Dans les premiers temps de l'empire
» romain, on donnait aux soldats du blé,
» parce qu'alors l'usage de la bouillie
» était plus commun que celui du pain,
» et ils écrasaient ce grain pour en faire
» de la bouillie ou un pain sans levain
» cuit sous la cendre, que l'on nommait
» *panis subitarius.* »

MONRO.

L'administration militaire chargée de la fourniture du pain, de la viande, des légumes secs, du sucre, du café et du vin, a toujours suffi aux besoins du camp, et le pays, malgré son sol pauvre et aride, a fourni aux troupes assez de légumes frais de bonne qualité, pour varier la nourriture des hommes.

Des dégustateurs jurés, chargés de vérifier la qualité des liquides, soit dans les cantines, soit dans les villages, constituaient une garantie de sécurité pour les militaires.

L'homme recevait par jour, au camp :

Pain de munition, 750 grammes.

Viande, 350 grammes (50 grammes de plus qu'en garnison) prélevés sur les fonds de l'ordinaire.

Riz, 30 grammes.

Légumes, 60 grammes.

Sel, 10 grammes.

Sucre et café, 16 grammes.

Eau-de-vie, 6 centilitres.

Tabac, 100 grammes tous les dix jours.

Enfin, aux jours de grandes manœuvres et à certaines solennités, les hommes recevaient 25 centilitres de vin à titre de distribution extraordinaire.

« Parmi les légumes qui font partie de la ration réglementaire, le riz tient le premier rang. Il est facile à préparer, s'accommode sous toutes les formes, se digère facilement et n'expose ni aux flatuosités, ni aux diarrhées, ni aux dyssenteries, mais tend au contraire à prévenir ces affections; il doit donc être généralement préféré pour le soldat; mais la manière de le préparer est importante.

» Trop ramolli, il devient diffluent, et peut-être la fécule se décompose-t-elle dans le bouillon. Il faut donc, à l'exemple des peuples qui en font la base de leur nourriture, comme plusieurs de ceux qui habitent la Turquie, par exemple, ne lui donner qu'un degré de cuisson plus léger qui le laisse entier et un peu résistant sous la dent. » (Instruction médicale du conseil de santé des armées).

Ce précepte a été suivi, et les hommes se sont toujours bien trouvés de l'adjonction du riz dans leur nourriture, surtout pendant les grandes chaleurs, où le tube digestif se trouve parfois dans un état de débilité profonde.

Les pommes de terre que l'on vendait dans la campagne et dans les villages étaient de bonne qualité et d'un prix raisonnable, mais les choux, plus rares, étaient d'un prix un peu élevé. Cinq centimes, prélevés chaque jour sur l'ordinaire, étaient affectés à l'achat des choux et des pommes de terre, ce qui donnait à l'homme environ 80 grammes de ces derniers légumes.

Les légumes Chollet, qui ont rendu de si grands services en Crimée, n'ont pas été adoptés au camp. Après plusieurs essais, on a reconnu, eu égard au prix peu élevé des légumes frais et à leur meilleur rendement, que les conserves devaient être complétement rejetées.

Le baron Fiereck, commandant en chef l'artillerie du camp, persuadé, à juste titre, que l'uniformité du régime est, dans certains cas, contraire à la santé des hommes, faisait tous ses efforts pour imprimer la plus grande variété possible à l'ordinaire des troupes placées sous ses ordres.

Le 6e bataillon de chasseurs à pied, éprouvé par les fièvres intermittentes à Strasbourg et à Rennes, aurait eu besoin d'un régime spécial plus réparateur pour rétablir une foule de constitutions épuisées par les agents miasmatiques.

L'eau de puits, comme nous l'avons dit, malgré sa couleur lactescente et la présence du carbonate de chaux en dissolution, a toujours été une boisson saine et agréable. Les hommes étaient informés par des ordres de régiment qu'ils ne devaient pas boire d'eau fraîche étant en sueur, et qu'ils devaient préalablement se gargariser et se laver les mains.

Le marc du café de la distribution du matin servait durant le jour dans quelques régiments, et particulièrement au 26e de ligne, à corriger la crudité de l'eau des cruches avec l'addition de la quantité d'eau-de-vie réglementaire.

Dans certains corps, pendant les grandes manœuvres, les bidons étaient remplis de ce mélange, et les hommes se trouvaient parfaitement de cette excellente boisson.

Cependant, en vertu des prescriptions générales renouvelées deux fois par semaine, les soldats, aux jours des grandes évolutions militaires, étaient seulement obligés d'avoir leurs bidons remplis d'eau pure, ce qui n'était pas une bonne mesure hygiénique; car, une fois échauffée par la marche, par l'intensité des rayons solaires, ce goût fade d'eau tiède n'étant pas masqué par l'addition d'une liqueur quelconque, les hommes, malgré leurs fatigues, avaient de la répugnance à en boire.

Le vin que l'on distribuait, trop rarement peut-être, était reçu avec bien du plaisir par nos soldats, surtout lorsqu'ils revenaient tout mouillés des grandes manœuvres.

Le vin et l'eau-de-vie, fournis par l'administration, ont été, dans toutes les circonstances, des liquides de bonne qualité, et bien supérieurs à ceux que l'on débitait dans les auberges des villages voisins.

Le café est la boisson la plus agréable et la plus salutaire des camps. A la fois tonique et stimulant, il ranime les forces épuisées par la fatigue, les organes engourdis par le froid ; il accélère la circulation, excite la digestion, sert à lutter contre les ardeurs du soleil et à relever le moral.

La soupe de café, prise le matin avant les marches et les manœuvres, est une excellente nourriture. Le café provenant de la manutention était de bonne qualité, et, comme on le recevait en grain, on n'avait besoin de se livrer à aucune analyse pour reconnaître sa pureté. Il était défendu d'y mêler de la chicorée, pour ne pas remplacer son influence tonique par une influence débilitante.

Le tabac, dont la distribution se faisait d'une manière régulière, constitue, avec le café, les deux choses auxquelles les soldats attachent le plus de prix. Non-seulement il réchauffe, il purifie l'air ambiant, mais il distrait, il stimule et fait parfois oublier aux hommes les fatigues excessives auxquelles ils sont assujettis.

BOUCHERIE.

Située à l'ouest du camp, à 600 mètres en arrière, et à droite de la cavalerie, la boucherie se compose de deux hangars : l'un, servant d'abattoir, présente un plan incliné pour l'écoulement des liquides, qui se rendent dans un réservoir commun, d'où ils sont extraits par des agriculteurs pour servir d'engrais à la terre; l'autre, servant à dépecer et à exposer la viande qui doit être donnée aux distributions, est parfaitement approprié à son but.

Le service de la boucherie, sous la haute direction de l'intendance militaire, était assuré par un entrepreneur civil.

Une commission, composée de vétérinaires, était chargée de recevoir le bétail et de rejeter les animaux qui ne réunissaient pas les conditions voulues d'admission. Ainsi, le 27 août, par exemple, sur 83 têtes de bétail présentées, 18 ont été refusées.

Les animaux à abattre étaient désignés, la veille, par la commission, et leurs cornes étaient marquées par le fer rouge. A 6 heures du matin, ils étaient abattus, et des hommes de corvée, par régiment, venaient, sous la conduite d'un officier, chercher la quantité nécessaire à la consommation.

L'entrepreneur était tenu d'avoir constamment 5 jours de viande sur pied, à raison de 76 c. le kilogramme. 126 têtes de bétail représentaient environ le chiffre voulu pour l'approvisionnement exigé, et, sur ce nombre, figuraient, en moyenne, 93 bœufs et 33 vaches.

Un capitaine, de garde pendant 24 heures, s'assurait si le bétail que l'on abattait était bien celui marqué par l'administration ; il surveillait le hangar où étaient déposés les quartiers de viande destinés à la troupe, ne laissait pénétrer aucun individu étranger, et veillait également à l'ordre des distributions par régiment.

La viande était divisée en quatre catégories, suivant le choix des morceaux, et chaque compagnie recevait, à tour de rôle, une part de viande de chaque section, jusqu'à concurrence du poids total exigé.

Une fois rendue dans les corps, elle était déposée dans les garde-manger, pour être à l'abri de la poussière et des insectes.

Le bétail, qui servait à la nourriture des troupes, et qui était de très bonne qualité, était tiré du département des Vosges et de la Suisse.

L'augmentation de 50 grammes de viande, accordée à tous les régiments, était une mesure indispensable pour rétablir l'équilibre des forces, c'est-à-dire pour que la réparation fût égale à la dépense, et que les hommes pussent facilement résister aux fatigues continuelles de la vie des camps.

MANUTENTION.

La boulangerie, située également à l'ouest du camp, à la hauteur de l'ambulance de la division de cavalerie, consiste en un certain nombre de fours de campagne, dont l'invention est due à M. Espinasse, garde principal du génie, attaché à la manutention militaire de Paris. Ce sont des excavations garnies de longues plaques de fonte, et recouvertes de tôle chargée de sable. Un trou carré, en briques, pour enfourner le pain, se trouve en avant de l'excavation. Neuf fourneaux fonctionnaient et donnaient entre 14 et 18,000 rations par jour, six fournées de jour et six fournées de nuit.

Grâce à ce système, le problème des vivres, en campagne, est définitivement résolu d'une manière satisfaisante.

Le pain des troupes, aujourd'hui de si bonne qualité, a été l'objet d'améliorations successives. A la farine de méteil, composée de trois quarts de froment d'essence tendre et d'un quart de seigle bluté à 15 pour 100, on a substitué, à partir du 1er février 1823, l'emploi du blé sans mélange, bluté à 10 pour 100. A compter de 1846, l'extraction du son ne dépassait pas 12 kilogrammes; en 1851, il atteignait le chiffre de 15 pour 100; et enfin, à partir du 1er septembre 1856, les farines de blé tendre, employées pour la fabrication du pain de troupe, sont blutées au taux de 20 pour 100.

Voici, d'après M. Poggiale, pharmacien inspecteur, le classement des pains distribués aux soldats des puissances européennes, d'après la qualité de matières azotées (gluten et matière albumineuse) et d'azote qu'ils contiennent.

—

ÉTATS de L'EUROPE.	AZOTE CONTENU dans 100 k. de pain desséché à 12 0/0.	MATIÈRES azotées calculées.
Manutention de Paris.	2,26	14,69
— Bade.	2,24	14,56
— Piémont.	2,19	14,23
— Belgique.	2,08	13,52
— Hollande.	2,07	13,45
— Wurtemberg.	2,06	13,39
— Autriche.	1,58	10,27
— Espagne.	1,57	10,20
— Francfort.	1,44	9,36
— Bavière.	1,32	8,73
— Prusse.	1,12	7,26

C'est donc le pain français qui contient le plus de gluten, et celui de Prusse qui en renferme le moins.

Les pains de munition étrangers, inférieurs aux nôtres par la qualité, l'aspect, la saveur, la cuisson et même la nuance, sont fabriqués avec de la farine de seigle, seule ou mélangée avec de la farine brute de froment.

En examinant le pain de munition, il faut se tenir en garde contre plusieurs sortes d'altérations qui sont parfois indépendantes de la qualité des farines.

1° Un pain pétri avec de l'eau de puits qui est très séléniteuse, peut présenter des inconvénients;

2° Le défaut de cuisson donne au pain une plus forte proportion d'eau;

3° L'excédant d'eau que renferme la mie du pain peut

donner naissance à des altérations plus ou moins rapides, et notamment à des moisissures;

4° Au mois d'août 1842, des pains de munition de la garnison de Paris, de Versailles, de Saint-Germain-en-Laye, et de quelques autres localités, présentèrent inopinément une altération qui éveilla au plus haut degré les plaintes de l'administration; une partie de la mie principalement était recouverte d'une poussière rouge d'une odeur fétide. Une commission, désignée par le ministre de la guerre pour étudier cette substance, reconnut que toutes ces altérations provenaient du champignon rouge du pain *oïdium aurantiacum*, dont les sporules, sous l'influence d'une chaleur humide, peuvent se développer avec une extrême rapidité.

Nous avons extrait ces intéressants détails de l'ouvrage remarquable de M. Chevalier sur la falsification des denrées alimentaires, et nous avons cru utile de les indiquer dans cet article.

Le pain de munition du camp de Châlons présentait toutes les conditions de bonne qualité. Il était d'une odeur et d'une saveur agréable, avec une croûte bien cuite, unie, adhérente à la mie.

Il était, de plus, sans baisure, bien levé, d'une élasticité convenable, se gonflant dans l'eau, et se desséchant au contact de l'air chaud.

Ajoutons, pour rester dans le vrai, qu'il est rare de trouver un meilleur pain dans les villes de garnison.

—

CANTINES. — CUISINES. — MESS.

—

CANTINES.

Dans les cantines, baraques et tentes installées sur la grande route du camp, on trouvait du vin rouge, du vin blanc, de l'eau-de-vie et de l'absinthe.

Les vins étaient soumis à un contrôle sérieux, et jamais les commis préposés à la dégustation ne se sont trouvés dans la nécessité de confisquer des liquides ou d'en interdire la vente. On a beaucoup écrit contre l'eau-de-vie, que l'on considère comme un stimulant outre mesure, et comme prédisposant à certaines maladies.

Évidemment, si l'on considère les conséquences fatales des excès alcooliques, on pourrait être tenté d'en défendre l'usage, parce que ce surcroit de stimulation, quand la marche des fonctions a besoin d'être tempérée, est un contre-sens naturel ; mais l'eau-de-vie prise en petite quantité est un tonique excellent au milieu des camps.

L'eau-de-vie blanche (eau-de-vie de betterave), ayant pour effet spécial de développer une ivresse furieuse chez les individus qui en boivent en excès, avait été proscrite d'une manière absolue dans certains régiments du camp, et en particulier au 26e de ligne, dont le colonel, M. de Sorbiers, veillait avec la plus grande sollicitude sur la santé des hommes.

L'absinthe, dont Pinel et Alibert vantent les propriétés fébrifuges, a été longtemps sous le coup d'une proscription générale. Quelques auteurs ont même écrit que cette liqueur avait fait plus de ravages dans l'armée d'Afrique que l'infection paludéenne.

Nous reconnaissons à l'absinthe une propriété stimulante, nous savons que, bue à petite dose pendant les grandes chaleurs, c'est une boisson agréable et inoffensive; mais, néanmoins, en considérant les funestes conséquences qu'entraîne l'abus de cette liqueur, nous demandons qu'à l'avenir son débit soit formellement interdit dans les cantines.

Malgré le zèle des dégustateurs pour s'assurer de la qualité des vins et des liqueurs débités dans le camp ou en dehors des lignes; malgré la surveillance vigilante des autorités qui, tantôt interdisaient certains débits, tantôt les faisaient fermer avant l'heure réglementaire, l'abus de ces denrées a été la cause d'accidents plus ou moins sérieux.

CUISINES.

Entre les tentes des officiers et des soldats, sur la grande route du camp, se trouvaient les baraques destinées aux cuisines de la troupe. Chacune d'elles comptait six fourneaux parfaitement installés et fonctionnant d'une manière irréprochable. Les médecins de chaque corps examinaient la qualité de la viande, du bouillon, et surveillaient les cuisines avec la même régularité que les établissements destinés à la nourriture des sous-officiers de chaque régiment.

MESS.

En arrière des tentes de l'état-major s'élevaient des baraques contenant la cuisine et la salle à manger de chacun des régiments du camp, qui, pour la première fois, vivaient en mess (1), c'est-à-dire en commun. Ces baraques, d'une bonne ventilation, étaient recouvertes avec le papier bituminé, système dont il est permis aujourd'hui d'apprécier tous les avantages.

Ces constructions, assez vastes, avaient été ornées avec beaucoup de grâce et de distinction.

Les noms des batailles, au milieu des guirlandes, rappelaient aux plus anciens les guerres où ils s'étaient trouvés, et les jeunes officiers ne lisaient pas sans orgueil ces inscriptions si riches de gloire, si grandes par le souvenir.

Des maîtres d'hôtel, sous le contrôle d'une commission militaire, étaient chargés du service culinaire. De plus, ces établissements, après le repas, servaient à la fois de

(1) Le mot MESS désigne à la fois le local où les officiers viennent prendre leurs repas, et le matériel de ces établissements.

cafés et de cabinets de lecture. Des journaux, des feuilles littéraires y étaient reçus chaque jour. Enfin, ces immenses salles, parfaitement abritées contre la température, virent fraterniser les régiments de chaque brigade, et des toasts chaleureux y furent portés à la France à l'Empereur, à l'armée.

SERVICE MÉDICAL

Le service de santé du camp de Châlons reposait sur les quatre divisions suivantes :

1o Service de santé des manœuvres;

2o Service de santé des régiments;

3o Ambulances;

4o Hôpital de Châlons.

1° SERVICE DE SANTÉ DES MANŒUVRES.

Pendant les grandes manœuvres du camp, sous les ordres du maréchal commandant en chef, trois voitures d'ambulance, système Arnoux, accompagnaient les divisions et les suivaient dans toutes les directions.

De plus, deux caissons d'ambulance, ancien modèle, pourvus de tous les médicaments et contenant un matériel pour faire face à 3,000 pansements, suivaient également tous les mouvements de l'armée.

Il y avait, en outre, une voiture munie de deux lits en crin recouverts en cuir, qui, au besoin, pouvaient servir de brancards ; cette voiture était particulièrement destinée à transporter immédiatement aux ambulances les blessés ou les hommes gravement malades.

Sur l'une des voitures d'ambulance, à la droite de l'armée, était monté, à tour de rôle, un médecin aide-major appartenant au service hospitalier, et, sur une autre à la gauche des troupes, se trouvait un officier d'administration.

Un médecin accompagnait chaque régiment et avait dans son sac d'ambulance les médicaments indispensables pour donner les premiers secours aux hommes ; ainsi l'éther et l'ammoniaque, d'une grande utilité quand les soldats étaient pris de syncope sous l'influence de la fatigue et de la chaleur, figuraient en première ligne.

Le système adopté sur le terrain pour le transport des malades présentait de graves inconvénients. Ainsi, un soldat se trouvant indisposé dans les rangs devait monter dans une voiture d'ambulance pour être traîné à la suite de tous les corps de l'armée pendant toute la durée des évolutions militaires, exposé à une chaleur étouffante, sans avoir un verre de tisane pour étancher sa soif. Il eût été cependant bien plus rationnel de transporter directement les malades à l'ambulance ou sous la tente, au lieu de les conserver si longtemps sans pouvoir leur être utile.

Comprenant l'abus d'un pareil système, on préférait

généralement, quand cela était possible, faire reconduire immédiatement les hommes sous la tente en les faisant accompagner.

Pour parer à tous ces inconvénients, on aurait pu avantageusement se servir des brancards, car une fois les soldats reconnus malades et incapables de faire la route, il aurait été très facile de les conduire à destination dans un bref délai et sans la moindre secousse. Les compagnies de brancardiers proposées par Percy, adoptées par plusieurs nations étrangères, recommandées par Larrey, pourraient, à notre avis, rendre de grands services soit dans les camps, soit en guerre.

Les cacolets, qui ont été d'une utilité si grande soit en Afrique, soit en Crimée, sont bien préférables en campagne à tous les moyens de transport, car ils ont l'avantage précieux de passer dans les sentiers les plus difficiles et de porter les malades le plus commodément et le plus doucement possible.

Les voitures d'ambulance, système Arnoux, dont nous avons seulement condamné la manière de fonctionner, par leur légèreté et leur bonne ventilation, ne méritent peut-être pas tous les reproches qu'on leur a adressés. En campagne, il est vrai, elles ne seraient pas assez solides, mais sur le sol plat du camp de Châlons, leur légèreté est plutôt, selon nous, une qualité qu'un défaut.

Tous les régiments des divisions d'infanterie, allant à tour de rôle une fois par semaine à la cible, et cet exercice durant toute la journée, il eût été à la fois prudent et rigoureusement nécessaire, du moment qu'on exig ait la présence des médecins des corps, de leur fournir les moyens de faire face aux accidents qui pouvaient survenir. Ainsi on aurait dû avoir en permanence pendant tout le jour sur le terrain même deux brancards, avec quelques infirmiers pour diriger immédiatement sur l'ambulance les blessés qui pouvaient se présenter.

Dans notre régiment, au 26e de ligne par exemple, un fusil a éclaté le 18 septembre, sans préjudice pour l'homme il est vrai, car le canon s'est brisé à la partie supérieure, près de l'embouchoir ; mais dans le cas où il aurait éclaté vers la culasse, évidemment un accident grave en serait résulté. Ce fait entre mille, qui peuvent se présenter d'un instant à l'autre au tir à la cible, prouve la nécessité de la mesure que nous réclamons.

2° SERVICE DE SANTÉ DANS LES CORPS.

Le service de santé dans les corps n'était pas aussi bien organisé que dans les régiments de la garde impériale l'année dernière, et les médecins des troupes, à part les fatigues nombreuses et quotidiennes auxquelles ils étaient astreints, avaient à remplir un rôle médical tout à fait secondaire.

Les visites de santé se faisaient tous les matins à sept heures, et les visites générales tous les mois. Dans ces dernières, on s'occupait non-seulement de voir si les hommes étaient porteurs d'affections syphilitiques ou psoriques, mais encore s'ils prenaient soin de leurs dents, s'ils se lavaient le corps, s'ils portaient régulièrement leurs ceintures de flanelle, etc.

Les tentes-infirmeries, analogues à celles de la garde, n'existaient pas cette année. Une seule tente, destinée à servir de salle de visite et de logement au caporal d'infirmerie, contenait également la caisse de médicaments, sans qu'il fût possible d'y placer un malade. Un ordre, faisant jouer aux trois ambulances divisionnaires le rôle d'infirmeries régimentaires, interdisait en quelque sorte en principe aux médecins des corps le droit de garder un malade sous la tente.

Ce système, disons-le en passant, nous paraît peu rationnel ; car une foule d'hommes se présentant chaque jour à la visite pour des affections légères du tube digestif, pouvaient parfaitement bien être traités sous la tente.

Un purgatif, un émétique donnés à propos enrayent bien souvent des maladies, sans avoir besoin de faire à chaque instant des évacuations, ce qui nuit à la discipline et aux besoins du service.

Nous réclamons d'urgence, pour le nouveau camp, la création des tentes-infirmeries comme une institution nécessaire et indispensable dans le service médical régimentaire.

Profitons de cette circonstance pour dire que déjà, depuis longtemps, on a compris l'insuffisance du grade de caporal pour surveiller une infirmerie.

Nous croyons qu'il serait convenable, sous tous les

rapports, de détacher dans chaque régiment un infirmier-major des hôpitaux militaires.

Ce serait une réforme utile et nécessaire ; le service de l'infirmerie se ferait d'une manière plus intelligente et plus sûre, et l'autorité d'un sergent serait suffisante pour se faire obéir en tout temps.

Disons, en outre, qu'en temps de paix, dans l'intérieur de la France, une bonne et sage extension donnée aux infirmeries régimentaires, tout en donnant un service instructif aux médecins militaires, serait une bien grande économie pour l'Etat ; et, dans ce cas, la catégorie des maladies traitées dans les corps serait singulièrement augmentée.

Une mesure bien nécessaire, que nous avons vainement réclamée au camp par la voie hiérarchique, était la remise de brancards dans chaque régiment, afin de parer rapidement aux éventualités de jour et de nuit.

Si un homme tombait malade dans la soirée, il fallait faire parfois un kilomètre dans l'obscurité pour aller chercher la voiture d'ambulance, et, par conséquent, on perdait un temps précieux si le malade réclamait des soins urgents.

Dans plusieurs cas, pour suppléer à cette insuffisance de moyens de transport, et pour envoyer directement et dans le plus bref délai les hommes à l'ambulance, nous avons eu recours à la voiture de la cantinière ou à des brancards improvisés.

Le service de santé des corps comprenait, en outre, la proposition, l'adoption de toutes les mesures hygiéniques reconnues nécessaires, soit pour le couchage, soit pour la ventilation, soit pour la propreté, soit pour le régime alimentaire, soit pour l'habillement, qui était toujours en rapport avec les variations de la température.

Les hommes, une fois reconnus malades, étaient divisés en deux catégories :

1° Les hommes à diriger sur l'hôpital de Châlons;

2° Les hommes à diriger sur l'ambulance divisionnaire.

TRANSPORT DES MALADES AUX AMBULANCES ET A L'HOPITAL DE CHALONS.

Une voiture d'ambulance restait en permanence auprès de chaque infirmerie divisionnaire, avec son attelage, et, tous les matins, elle parcourait la ligne, derrière chaque division, pour prendre sur son passage les hommes dirigés sur les infirmeries, qui étaient réunis dans chaque corps, en arrière du centre, à huit heures précises.

Un infirmier-major de l'hôpital de Châlons était chargé de la conduite des malades évacués du camp sur l'hôpital. A cet effet, il se rendait tous les matins à l'infirmerie du centre, où il recevait les feuilles d'évacuation établies dans chaque infirmerie.

Un wagon à bagages spécialement aménagé pour recevoir des malades, était réservé chaque jour au train partant de la gare de Mourmelon à 11 h. 30 m. pour les évacuations des malades du camp sur Châlons.

Les soldats désignés pour être dirigés directement sur l'hôpital étaient réunis, chaque matin, derrière le centre des corps auxquels ils appartenaient, pour être recueillis par les voitures d'ambulance chargées de les prendre, de 9 à 10 heures du matin.

A leur arrivée à la gare de Châlons, les malades étaient transportés à l'hôpital par les voitures d'ambulance de la place. Ceux qui ne pouvaient supporter la voiture étaient portés à la gare, par des hommes de leur corps, sur des brancards pris à l'infirmerie de chaque division. Ces brancards, garnis de matelas, de traversins et de rideaux, étaient placés dans le wagon-ambulance, et servaient au transport des malades jusqu'à l'hôpital militaire.

3° AMBULANCES.

Les trois ambulances consacrées aux deux divisions d'infanterie et à la division de cavalerie se trouvaient situées dans des positions complétement en rapport avec leurs destinations respectives.

L'ambulance de la première division, dite ambulance du Centre, adossée au Mourmelon-le-Grand, en avant de la rivière du Cheneu, en arrière du 15e de ligne, était dans une très belle situation.

L'ambulance de la deuxième division d'infanterie, dite ambulance de Gauche, établie derrière le campement du 61e de ligne, était installée dans un endroit fort agréable, à peu de distance d'un long rideau de bois.

L'ambulance de la cavalerie, dite ambulance de Droite, située en arrière et vers le centre de sa division, adossée à la rivière du Cheneu, et en avant du petit Mourmelon, était dans une position qui ne laissait rien à désirer.

Depuis l'arrivée des premières troupes au camp, l'ambulance de Droite, devenue, plus tard, ambulance du Centre, fonctionnait seule ; et les trois ambulances n'ont reçu définitivement des malades qu'à partir du 20 juillet.

Le personnel de chaque ambulance se composait de la manière suivante :

Personnel médical.

1° Un médecin-major, chef de service ;
2° Un médecin aide-major ;
3° Un pharmacien aide-major ;

Personnel administratif.

1° Un adjudant en premier, chef de service ;
2° Un adjudant en second :
3° Un infirmier-major ;
4° Douze infirmiers.

Ces trois ambulances, au point de vue médical, étaient sous la haute direction du médecin en chef de l'hôpital de Châlons, et, sous le rapport administratif, sous le contrôle et la surveillance de l'officier comptable du même hôpital. Ces deux chefs de service recevaient des rapports journaliers de ces divers établissements.

Chaque ambulance, vaste parallélogramme, composé d'un immense rez-de-chaussée, contenait quatre corps de bâtiments, construits en briques, recouverts en ardoises, et ayant, à l'aide de vingt-deux fenêtres de chaque côté, un système de ventilation convenable.

Trois de ces bâtiments réunis contenaient les salles de malades, et le corps de bâtiment isolé renfermait la pharmacie, la tisanerie, la dépense, la cuisine (avec trois fourneaux) et le bureau des entrées.

La première salle, où étaient reçus les fiévreux, avait 23 lits, outre l'emplacement réservé aux sous-officiers; la deuxième salle, composée également de fiévreux, en comptait 24; la troisième salle, renfermant les blessés, en possédait 28; enfin, 23 lits étaient réservés aux vénériens et aux galeux, qu'on n'a pu, malheureusement, séparer qu'à l'aide d'une cloison.

L'espacement des lits, cette condition essentielle de l'hygiène, était parfaitement observé, et la plus grande propreté régnait dans toutes les parties de chaque établissement.

Une salle de bains était installée dans les trois ambulances.

L'eau, fournie par un puits situé au milieu de la cour, n'était pas soumise à un appareil de filtration pour le service spécial de la pharmacie.

La nourriture était plus abondante et plus variée que celle des hôpitaux de l'intérieur, et cependant les hommes ne versaient, comme au régiment, que les 40 centimes réglementaires, en conservant leurs 5 centimes de poche.

Le linge, blanchi à Châlons par les soins des agents de l'administration de l'hôpital militaire, était beaucoup plus propre que celui confié aux blanchisseries du camp ou des environs.

La pharmacie, peu fournie en médicaments, ne possédant que les substances de première nécessité, manquait d'une boîte à réactifs, ce qui aurait été très précieux, au camp, à cause des villages environnants, où l'on était exposé à rencontrer souvent des liquides falsifiés.

La visite du médecin en chef se faisait tous les matins, à sept heures ; la contre-visite, à trois heures du soir, et il n'y avait, dans chaque ambulance, que le cahier de la pharmacie.

La distribution des médicaments et celle des substances alimentaires étaient surveillées avec la même régularité que dans les hôpitaux militaires.

Comme nous l'avons dit précédemment, les ambulances ne devaient recevoir que les malades susceptibles, d'après le règlement, d'être reçus dans les infirmeries régimentaires, aux termes de la note ministérielle du 30 octobre 1839.

Quand les hommes envoyés aux ambulances des corps paraissaient trop sérieusement atteints, ils étaient évacués sur l'hôpital de Châlons, et parfois aussi, dans le cours de la maladie, lorsque l'affection semblait prendre une tournure grave, les militaires, qui en étaient porteurs, étaient également dirigés sur le même établissement.

Les aides-majors médecins et les aides-majors pharmaciens étaient chargés de la surveillance du service, en dehors des deux visites, et de plus, les premiers allaient, à tour de rôle, aux grandes manœuvres, montés sur un caisson d'ambulance. Disons, en passant, que c'est toujours avec peine que nous avons vu un médecin militaire assis sur le devant d'un caisson, au milieu de deux infirmiers, quand tous les employés de l'armée avaient un cheval à leur disposition. C'était à la fois un froissement pour son amour-propre et une atteinte à sa dignité.

Le cheval devrait être accordé à tout médecin militaire, quel que soit son grade, non-seulement en guerre et dans les camps, mais dans l'intérieur même de l'empire, pour accompagner les régiments dans les changements de garnison.

Qu'il est dur et pénible pour un médecin de troupe, placé constamment à l'arrière-garde, de donner ses soins à tous les hommes qui tombent sur les routes ? quelle fatigue incessante pour rejoindre, à chaque instant, son bataillon, pour rester toujours à son poste !

Arrivé au gîte, quand tout le monde se repose encore, il lui faut visiter ses malades, se lever la nuit, aller parfois dans les détachements, où sa présence est reconnue nécessaire.

Cependant le docteur d'un régiment, après avoir fait une étape longue et pénible, n'est plus apte à remplir, d'une manière sûre, la mission qui lui est confiée; il est, à la fois, sous l'influence d'une lassitude physique et morale qui réclame le repos et exclut tout travail intellectuel.

Au camp de Châlons, les médecins suivaient leurs régiments dans tous leurs mouvements; aux manœuvres, aux exercices, à la cible, ils partageaient la fatigue de tous, et étaient soumis, en un mot, à toutes les phases de la vie militaire.

En cas d'incendie, au camp ou dans les villages voisins, les médecins des ambulances et des corps se portaient à proximité pour donner leurs soins aux soldats ou à la population civile.

Enfin, le médecin, aide-major de l'ambulance du centre, était chargé du service de santé des filles publiques. La visite de ces femmes se faisait deux fois par semaine, et celles reconnues malades étaient dirigées sur l'hôpital civil de Châlons.

Mesure très importante, les soldats étaient tenus, sous peine de punitions, de donner le nom et l'adresse des femmes qui leur avaient communiqué une maladie vénérienne.

C'est dans l'ambulance du Centre que les médecins des corps et des ambulances ont eu l'honneur d'être reçus et inspectés par M. le docteur Maillot, membre du conseil de santé des armées. C'est également dans ce même établissement que M. le docteur Périer, chef du service de santé, a réuni le personnel médical du camp pour une conférence générale, qui aurait eu d'excellents résultats si le but en avait été communiqué à l'avance à chacun de nous.

A cet égard, il serait à désirer que des rapports fussent envoyés, tous les huit jours, au médecin en chef de l'armée par les médecins des corps, pour qu'ils pussent tous communiquer leurs remarques, soit dans l'intérêt du service, soit dans l'intérêt hygiénique, soit enfin pour des communications personnelles, afin de pouvoir se faire entendre de l'autorité supérieure dans toutes les circonstances.

Les infirmeries des deux divisions d'infanterie, par un ordre en date du 12 octobre, furent fermées le 13 au matin, et celle de la cavalerie reçut les malades de tous les corps jusqu'à la levée du camp.

Dans l'exposé général des maladies, nous n'en avons indiqué que le genre et la nature, persuadé que, en faisant une véritable statistique, c'est-à-dire que, en énonçant numériquement les diverses affections, nous n'aurions pu éviter un grand nombre de répétitions, à cause du chiffre énorme d'évacuations, qui auraient figuré à la fois et dans les ambulances et dans l'hôpital de Châlons.

Nous avons donc préféré, pour nous soustraire à cet écueil forcé, nous renfermer dans un exposé pur et simple des diverses maladies observées dans tous les établissements hospitaliers.

—

AMBULANCES DE L'ARMÉE

MALADES REÇUS PENDANT TOUTE LA DURÉE DU CAMP.

1° Ambulance unique : 360 malades.	Ambulance fonctionnant seule depuis le mois de juin jusqu'au 20 juillet. Une très grande partie des malades reçus ont été évacués sur Châlons, soit pendant sa durée, soit à la formation des trois ambulances.
2° Ambulance de la 1re division d'infanterie : 368 malades.	Depuis le 20 juillet jusqu'au 12 octobre inclus.
3° Ambulance de la 2e division d'infanterie : 390 malades.	Depuis le 20 juillet jusqu'au 12 octobre inclus.
4° Ambulance de cavalerie : 510 malades.	Depuis le 20 juillet jusqu'au 14 octobre inclus.

Total général d'admission : 1,628 malades.

Evacués sur l'hôpital de Châlons : 566 malades.

Sont restés en traitement aux ambulances : 1,062 malades.

Exposé général des maladies observées dans les trois ambulances.

—

AMBULANCE DE LA PREMIÈRE DIVISION D'INFANTERIE :

368 MALADES.

FIÉVREUX.	BLESSÉS.	BLESSÉS.	VÉNÉRIENS.
Congestion cérébrale suite d'intoxication alcoolique. Fièvre éphémère. Fièvre intermittente quotidienne (un cas compliqué d'accès pernicieux). Fièvre intermittente tierce. Fièvre irrégulière. Fièvre rémittente. Fièvre typhoïde. Bronchite aiguë. Angine. Pleurésie. Embarras gastrique. Diarrhée. Dyssenterie. Ictère. Rougeole. Erysipèle de la face.	Conjonctivite. Kératite. Orgelet. Kyste des paupières. Plaie contuse au front. Kyste au front. Mentagre. Parotidite. Fluxion dentaire. Stomatite ulcéreuse. Amygdalite. Gengivite ulcéreuse. Abcès aux gencives. Goître. Otite aiguë. Otorrhée. Névralgie sus-orbitaire. Abcès du conduit auditif. Abcès sous-maxillaire. Adénite sous-maxillaire. Contusion au pouce. Phlegmon à la main. Plaie à la main. Panaris. Luxation scapulo-humérale. Entorse du poignet. Adénite axillaire. Abcès à l'aisselle. Blessure ancienne au thorax. Contusion à l'épaule. Hernie inguinale. Adénite inguinale. Névralgie sciatique. Varicocèle.	Diathèse scrofuleuse. Eruption furonculeuse. Dartres à la face. Lombago. Contusion lombaire. Phlegmon à la jambe. Plaie à la jambe. Tumeur à la jambe. Contusion au genou. Périostite du tibia. Entorse du pied. Entorse du pied et luxation carpo-phalangienne. Excoriation au pied. Plaie au pied. Contusion au pied. Phlegmon au pied. Brûlures du 2e degré aux extrémités inférieures. Brûlures du 1er degré aux extrémités inférieures. Anthrax. Hémorrhoïdes. Abcès à la marge de l'anus. Lymphangite. Eczéma. Zona. Chute du rectum. Ivresse furieuse. Insolation. Intoxication alcoolique. Verrues. Asphyxie par suspension.	Balanite. Uréthrite aiguë. Uréthrite chronique. Uréthro-orchite. Chancres. Bubons. Végétations. Ulcère syphilitique. Ulcère au scrotum. Paraphymosis.
GALEUX			MORTALITÉ.
Cas de gale en petit nombre.			Un décès résultant d'une congestion cérébrale, suite d'intoxication alcoolique.

AMBULANCE DE LA DEUXIÈME DIVISION D'INFANTERIE :

390 MALADES.

FIÉVREUX.	BLESSÉS.	BLESSÉS.	VÉNÉRIENS.
Congestion cérébrale Fièvre intermittente quotidienne. Fièvre intermittente tierce. Fièvre intermittente quarte. Fièvre catarrhale. Fièvre gastrique. Fièvre typhoïde. Fièvre bilieuse. Bronchite Angine tonsillaire. Point pleurétique. Pleurite chronique. Pleuro - pneumonie chronique. Embarras gastro-intestinal. Entero-colite. Gastro-colite. Gastralgie. Gastrite. Diarrhée. Dyssenterie aiguë. Dyssenterie chronique. Hépatite aiguë. Ictère. Constipation. Rhumatisme articulaire aigu. Douleurs rhumatismales. Rougeole. Urticaire. Eruption miliaire. Variole. **GALEUX.** Un assez grand nombre de cas de gale.	Céphalalgie. Conjonctivite. Blépharite ulcéreuse. Engorgement de la glande lacrymale. Fluxion dentaire. Contusion à la face. Dartres à la face. Plaie au front. Plaie d'arme à feu à la troisième phalange du doigt annulaire. Otite aiguë. Otorrhée. Adénite cervicale. Adénite sous-maxillaire. Goître. Parotidite. Stomatite ulcéreuse. Amygdalite aiguë. Carie de la huitième côte. Panaris. Phlegmon à la main. Entorse du poignet. Erysipèle au bras. Luxation du radius. Fracture de la clavicule. Brûlure du deuxième degré au bras. Adénite inguinale. Orchite traumatique. Hydrocèle. Hernie inguinale. Hématurie. Pleurodynie. Lombago. Hydarthrose du genou Contusion à la région fessière. Ulcère à la jambe. Eczéma à la jambe. Plaie à la jambe.	Abcès à la jambe. Gonflement du pied. Contusion au pied. Plaie au pied. Abcès du gros orteil. Abcès au pied. Plaie transversale à la plante du pied. Ulcère au pied. Contusion au talon. Entorse du pied. Brûlure du deuxième degré aux deux pieds Eruption furonculeuse Herpès. Prurigo. Ivresse.	Uréthrite aiguë. Uréthrite chronique. Chancres. Bubons. Orchite aiguë. Orchite chronique. Uréthro-orchite. Paraphymosis. Pustules au scrotum. Abcès à la verge. Végétations à l'anus. Fistule à l'anus, d'origines syphilitique. **MORTALITÉ.** Néant.

AMBULANCE DE CAVALERIE :

510 MALADES.

FIÉVREUX.	BLESSÉS.	BLESSÉS.	VÉNÉRIENS.
Congestion cérébrale (suite d'intoxication alcoolique). Fièvre intermittente quotidienne. Fièvre intermittente tierce. Fièvre continue. Fièvre typhoïde. Bronchite aiguë. Point pleurétique. Angine tonsillaire. Angine aiguë. Embarras gastrique. Colite. Diarrhée. Dyssenterie. Rougeole. Variole. Urticaire. Ictère. Rhumatisme articulaire. Faiblesse générale. Douleurs rhumatismales.	Hemeralopie. Conjonctivite. Orgelet. Abcès à la paupière supérieure. Blépharite. Abcès gengival. Stomatite aiguë. Stomatite ulcéreuse. Amygdalite aiguë. Fluxion dentaire. Ozène. Otite aiguë. Otite chronique. Abcès dans l'oreille. Dartres à la face. Plaie au cou. Abcès à la joue. Abcès à la voûte du palais. Fistule à la joue. Parotidite. Entorse du poignet. Arthrite du poignet. Phlegmon à la main. Plaie au pouce. Plaie contuse à la main. Panaris. Plaie à l'avant-bras gauche. Plaie d'arme blanche à l'avant-bras droit Plaie d'arme blanche à la tête, à la face, à l'avant-bras droit. Plaie au jarret. Plaie contuse à la jambe gauche. Plaie contuse à la jambe droite. Plaie ulcéreuse à la cuisse. Plaie contuse à la hanche gauche. Plaie au gros orteil. Plaie contuse au pied. Contusion au tibia. Contusion à l'épaule.	Contusion abdominale Contusion au genou. Contusion au scrotum Contusion au thorax (fracture de la quatrième côte). Fracture du tibia. Luxation scapulo-humerale. Brûlure au premier degré. Phlegmon à la région fessière. Phlegmon à la cuisse. Phlegmon au périnée. Abcès à la marge de l'anus. Abcès à la cuisse. Hernie étranglée (réduction). Lombago. Pleurodynie. Eruption furonculeuse Entorse du pied. Abcès au pied. Plaie au talon. Abcès froid. Hémorrhoïdes. Impetigo. Acné. Pemphigus. Engorgement chronique du testicule gauche.	Epidydimite. Balanite. Uréthrite aiguë. Uréthrite chronique. Urethro-orchite. Orchite. Chancres. Bubons. Végétations à la verge. Phymosis. Ulcérations à la verge. Ulcérations au voile du palais. Syphilides papuleuses à l'anus.
GALEUX.			MORTALITÉ.
Un certain nombre de cas de gale.			Un décès résultant d'une congestion cérébrale, suite d'intoxication alcoolique.
		MORTALITÉ EN DEHORS DES AMBULANCES.	
		Nous avons encore deux décès à constater, un dans l'artillerie occasionné par une chute, et un dans l'infanterie résultant d'un suicide.	

HOPITAL MILITAIRE DE CHALONS.

Ancienne caserne de cavalerie, l'hôpital militaire de Châlons se recommande par sa situation hygiénique, par sa construction et par son étendue. Il possède environ 780 lits, et les salles, convenablement ventilées, comprennent seulement chacune 16 lits, ce qui, au point de vue de l'hygiène, est une excellente mesure.

Les fiévreux occupaient le premier et le dernier étages, et les blessés, les vénériens et les galeux étaient établis au rez-de-chaussée.

L'existence de cet établissement, déjà plusieurs fois mise en question, nous semble devoir être résolue par la négative.

Le rétablissement des tentes-infirmeries permettant de donner beaucoup plus d'importance aux ambulances actuelles, l'évacuation directe et immédiate des vénériens sur Paris, les salles militaires de l'hospice civil, l'éloignement du camp, la proximité relative de la capitale, sont autant de considérations qui, selon nous, pourraient permettre de rendre l'hôpital militaire de Châlons à son ancienne destination.

Pendant toute la durée du camp, 422 malades furent dirigés sur l'hôpital par billets, 566 par évacuation, ce qui nous donne un chiffre de 988 entrants jusqu'au 17 octobre inclus, époque à laquelle il ne restait plus que 187 présents, qui devaient être dirigés sur leurs corps respectifs, sur l'hôpital civil de Châlons ou sur l'hôpital du Val-de-Grâce, à Paris.

Sur ces 988 malades, on n'a compté que 14 décès, ce qui, joint aux quatre décès du camp, donne un chiffre de 18 morts sur toutes les troupes.

Nous avons vu qu'il y avait eu, au camp, 360 malades à l'ambulance unique, 368 à l'ambulance du centre, 390 à l'ambulance de la deuxième division, 510 à l'ambulance de cavalerie, ce qui fait, en diminuant les 566 évacués du camp sur l'hôpital, 1,062 malades, et, en ajoutant les 422 entrés bar billets, « un chiffre total de 1,484 malades pour toute l'armée,

Exposé général des maladies observées à l'hôpital militaire de Châlons pendant toute la durée du camp.

988 MALADES.

FIÉVREUX.

Congestion cérébrale.
Aliénation mentale.
Méningite.
Encéphalite.
Apoplexie cérébrale.
Fièvre éphémère.
Fièvre intermittente quotidienne.
Fièvre intermittente tierce.
Fièvre intermittente quarte.
Fièvre continue.
Fièvre inflammatoire.
Fièvre rémittente.
Fièvre typhoïde.
Bronchite aiguë.
Bronchite chronique.
Bronchite capillaire.
Point pleurétique.
Pleurésie aiguë.
Pleurésie chronique avec épanchement.
Pneumonie aiguë.
Pleuropneumonie.
Phthisie.
Hémoptysie.
Laryngite.
Constipation.
Vomissement spasmodique.
Embarras gastro-intestinal.
Diarrhée.
Dyssenterie.
Diarrhée cholériforme.
Péritonite.
Hépatite aiguë.
Rougeole.
Eruption milliaire.
Variole.
Angine aiguë.
Angine diphthérique.
Erysipèle de la face.
Rhumat. goutteux.
Rhumatisme général.
Rhumatisme articulaire aigu.
Douleurs rhumatismales.
Ictère.
Hypertrophie du cœur.

BLESSÉS.

Kératite.
Amaurose.
Conjonctivite.
Cataracte.
Kyste de la paupière supérieure.
Abcès des paupières.
Blépharite ulcéreuse.
Adénite cervicale.
Amygdalite aiguë.
Amygdalite chronique
Otorrhée.
Ototite.
Stomatite aiguë.
Stomatite ulcéreuse.
Contusion à la tête.
Plaie à la face, compliquée de fractures, suite de coup de feu.
Plaie contuse à la face.
Thyroïdite.
Eczéma à la face.
Névralgie cérébrale.
Abcès sous-maxillaire
Adénite sous-maxillaire.
Périostite du maxillaire inférieur.
Nécrose du maxillaire inférieur.
Phlegmon à la lèvre supérieure.
Parotidite.
Arthrite chronique.
Contusion du thorax.
Fracture ancienne.
Plaie pénétrante de poitrine.
Fracture de la clavicule droite.
Plaie à l'avant-bras droit.
Phlegmon au bras.
Phlegmon à la main droite.
Plaie à la main droite
Panaris.
Entorse du poignet.
Rétraction de l'indicateur droit.
Brûlure au 1er degré.
Brûlure au 2e degré.
Fracture du tibia.
Fracture du péroné.

BLESSÉS (suite).

Phlegmon à la jambe.
Ulcère à la jambe.
Angioleucite à la cuisse
Ulcère fistuleux à la cuisse.
Sciatique.
Lymphangite à la jambe.
Eczéma à la jambe.
Contusion à la jambe.
Erysipèle à la jambe.
Phlegmon ischiatique.
Abcès du genou.
Hydartrose du genou.
Plaie contuse au gen.
Phlegmon du pied.
Entorse du pied.
Abcès au pied.
Plaie contuse au pied
Ulcère au pied.
Carie des côtes.
Carie de l'os iliaque.
Eruption furonculeuse
Abcès froid.
Myélite.
Hernie crurale.
Névralgie crurale.
Adénite inguinale.
Abcès périnéal.
Phlegmon crural.
Pleurodynie.
Catarrhe vésical.
Lombago.
Hématurie. Iléus.
Fistule à l'anus.
Ulcère au scrotum.
Chute du rectum.
Epididymite traumatique.
Fistule urétrale.
Orchite tuberculeuse.
Varicocèle. Hydrocèle.
Néphrite aiguë.
Néphrite calculeuse.
Néphrite aiguë suppurée.
Psoriasis. Prurigo.
Impétigo. Herpès.

GALE.

Cas peu nombreux.

VÉNÉRIENS.

Balainte.
Uréthrite aiguë.
Uréthrite chronique.
Uréthro-orchite.
Epididymite.
Orchite.
Bubons.
Chancres.
Chancres indurés.
Végétations.
Syphilis constitutionnelle.
Syphilis secondaire.
Syphilides.
Angine syphilitique.
Plaques syphilitiques à l'anus.
Ulcère syphilitique.

MORTALITÉ.

(14 décès.)

1. 18e de ligne, rougeole et bronchite capillaire.
2. 61e de l., Affection organique du cœur.
3. 73e de l., fièvre typhoïde.
4. 18e de l., méningite céréb. aiguë.
5. 26e de l., fièvre typhoïde avec péritonite.
6. 15e de l., épilepsie.
7. 61e de l., encéphalite.
8. 3e hus., fièvre typhoïde.
9. 3e génie, encéphalite.
10. 2e chass. à ch., fièvre typhoïde.
11. 67e de l., phthisie pulmonaire.
12. 3e hus., pneumonie.
13. 9e chass. à ch., fièvre typhoïde.
14. 17e artill., néphrite aiguë sup.

PATHOGÉNIE [1]

Avant d'indiquer la source des maladies inhérentes à toute grande réunion de troupes, il est nécessaire d'entrer dans des considérations d'un ordre supérieur, puisées dans les antécédents, d'une manière générale

Une chose importante à signaler au début, c'est la différence de conditions des deux armées de la Garde et de l'infanterie au moment de l'installation du camp, afin d'établir d'une manière rigoureuse les influences modificatrices de l'effectif des malades dans l'une et l'autre armée.

Les régiments de la Garde composant le camp de Châlons de 1857, venus des environs de la capitale, n'avaient pas eu à souffrir des fatigues d'une route longue et pénible, sous un soleil ardent, pendant les plus grandes chaleurs de l'année. Il suffit de jeter un coup d'œil en tête de cet ouvrage, sur les séjours antérieurs des

(1) Πάθος, maladie ; γένεσις, génération.

troupes du camp de 1858, pour être convaincu de cette assertion, et pour comprendre les conditions inférieures dans lesquelles devaient nécessairement se trouver des régiments après avoir franchi de si grandes distances pendant la saison d'été.

En comparant ces garnisons antérieures avec celles de la Garde, on peut facilement se rendre compte d'une première série d'éléments morbides puisés dans la fatigue excessive et dans la débilité qui en est la conséquence.

D'un autre côté, les soldats de la Garde, hommes d'élite, choisis entre tous, étaient bien plus aptes, physiquement, à résister aux grandes manœuvres, à lutter contre les brusques variations de la température et contre les mauvaises conditions hygiéniques accidentelles, non-seulement encore à cause de leur constitution, mais aussi par le confortable de la vie matérielle, résultat immédiat d'une solde supérieure.

Ajoutons à cela que les soldats d'infanterie de ligne présents au camp, ayant tous fait plus longtemps la guerre en Crimée, étant plus éprouvés par les fatigues, par les privations de la campagne, par les affections typhiques et scorbutiques, se trouvaient encore dans de plus mauvaises conditions sous ce nouveau point de vue.

Chez un certain nombre, le scorbut ayant persisté d'une manière tenace sous forme de stomatite, de gengivite ulcéreuse, bien des hommes soumis à cette cachexie profonde ont été plus enclins soit à des affections du tube digestif, soit à des éruptions furonculeuses générales.

Enfin, la revaccination, cette idée si belle et si logique

en principe, mais dont la dernière application, sur une échelle immense, n'a pas été couronnée d'un grand succès, a exercé, à son tour, une influence notable chez certaines organisations débilitées, soit par les intoxications d'Orient, soit par le virus syphilitique; et des soldats ont été longtemps porteurs de larges plaques pustuleuses remplaçant les boutons du vaccin, de couleur blafarde, de consistance molle, dont il a été assez difficile de les débarrasser.

Il semblerait que l'inoculation de la vaccine, en rencontrant un sang vicié par des principes constitutionnels, aurait produit un certain ravage dans l'économie, traduit par des pustules d'une tenacité remarquable.

Les faits que M. le baron Larrey vient de constater, à Toulouse, chez des soldats du 10e régiment d'artillerie, à la suite des revaccinations, nous confirment pleinement dans le résultat de nos observations faites au régiment; et bien évidemment, si, chez ces artilleurs, la fatigue, la température élevée, l'usage inopportun du bras qui était le siége de l'inoculation, la constitution médicale, peuvent être invoqués, il faut tenir compte également des intoxications antérieures syphilitiques ou scorbutiques, et surtout de la qualité du vaccin.

Disons-le en passant, cette grande opération de revaccination, qui intéresse si vivement l'hygiène générale de l'armée, aurait dû être entourée d'une foule de précautions essentielles qui n'ont pas toujours été observées, à cause de la rapidité avec laquelle elle a été faite.

Ainsi, pendant les grandes chaleurs, pendant une

constitution médicale franchement dessinée, chez des individus syphilitiques, scorbutiques, chez de vieux militaires affaiblis par l'âge ou par les excès, elle n'aurait pas dû s'accomplir.

De plus, dans aucun cas, on ne devrait se servir du vaccin en tube, ou entre des plaques de verre ; il faudrait toujours vacciner de bras à bras, quelle que soit du reste la question de temps.

Enfin, la dispense de service pendant les premiers jours qui suivent l'opération devrait être obligatoire, et, pour concilier cette mesure avec les besoins du service, il faudrait vacciner seulement dix hommes à la fois.

Les revaccinations qui n'ont pas été faites de bras à bras ont été généralement suivies d'insuccès, et on a eu à constater un grand nombre de pustules de fausse vaccine.

Nous pensons donc, et cette idée nous est personnelle, que les soldats du camp qui venaient d'être soumis à cette nouvelle inoculation se trouvaient, par cela même, dans des conditions spéciales, que nous devons signaler.

Enfin, les deux mille jeunes soldats arrivés au mois d'août, venant presque tous des contrées du midi de la France, se trouvant, après les fatigues d'une longue marche, installés, pour la première fois, sous une tente, avec le froid humide des nuits, et exposés tout à coup à de nouvelles conditions climatériques, hygiéniques et morales, ont été en butte à un grand nombre d'affections.

Voilà des faits antérieurs qui sont importants à signaler au point de vue de l'histoire médicale des deux ar-

BIBLIOTHÈQUE IMPÉRIALE

mées, et qui serviront à prouver, en dernière analyse, que les soldats de la Garde, outre leur séjour moins long dans les plaines de Châlons, étaient, au début, et ont toujours été dans de meilleures conditions que l'armée du camp de 1858.

Si nous nous sommes longuement étendu sur ce sujet, c'est pour justifier en quelque sorte le chiffre énorme des malades que nous avons eus cette année, relativement à celui de l'année dernière.

Cherchons, à présent, pas à pas les causes des maladies observées, soit dans les ambulances, soit à l'hôpital de Châlons, dans la période qui vient de s'écouler.

Pour prévenir et arrêter, dans les camps, le développement et la propagation des maladies, il est indispensable de donner aux soldats une nourriture saine, abondante et réparatrice, constituée par des légumes frais et de la viande de bonne qualité.

Il faut, de plus, de bons vêtements, des installations en dehors des influences miasmatiques, des habitations convenablement aérées et des campements bien disséminés, afin d'éviter les conséquences fâcheuses de l'encombrement.

Hâtons-nous de le dire, toutes ces prescriptions de haute hygiène ont été observées, et, si l'état sanitaire général de l'armée a été aussi satisfaisant, on le doit au climat, à la nature du sol, aux mesures adoptées avec discernement, à l'état moral des troupes, aux bonnes conditions de la vie matérielle, à l'absence de ces rives fangeuses, ou de ces marais bourbeux, foyers permanents de miasmes paludéens, source féconde qui domine toujours la pathologie du sol et complique toutes les affections dont elle n'est pas la cause première.

Dans le chapitre consacré au campement, nous avons montré que les hommes avaient été aussi bien couchés que les circonstances le permettaient, quoique nous aurions désiré voir renouveler plus souvent la paille, et ajouter au système de couchage, pour le compléter, des claies en bois, afin d'éviter le contact direct du sol.

Malgré les bonnes conditions du campement, c'est là d'abord que nous irons chercher bien des causes de ces nombreuses affections constatées dans les divers établissements hospitaliers. Ainsi, nous citerons en première ligne l'humidité des tentes et du sol pendant les grandes pluies, l'ouverture des portes pendant la nuit, l'air impur et confiné des tentes par suite de la réunion d'un certain nombre de soldats dans un espace étroit, l'imprudence des hommes, qui quittaient trop souvent la tente la nuit sans prendre aucune précaution, ce qui nous donne raison d'un grand nombre d'affections du tube digestif et des voies respiratoires.

Dans la négligence que les hommes mettaient à se servir de leurs vêtements, nous trouvons encore bien des causes de maladies.

Ainsi des soldats, ne comprenant pas, malgré les explications, toute la valeur des ceintures de flanelle, les quittaient assez souvent, malgré les ordres les plus sévères, ou les portaient sur la région thoracique au lieu d'en couvrir la région abdominale.

De plus, beaucoup d'entre eux ne changeaient ni de vêtements, ni de chemises, ni de chaussures, en revenant des grandes manœuvres, le corps mouillé par la pluie ou la transpiration, et ne se couvraient pas la tête exactement pendant la nuit.

Une mesure hygiénique très-importante, et provoquée par ces nombreuses fluxions et otorrhées si communes au début de notre installation, fut adoptée par le maréchal Canrobert à partir du 28 août. Les hommes de garde, pendant la nuit, furent tenus de porter une couverture en guise de manteau pendant toute la durée du camp. Étant, de cette manière, doublement vêtus et à l'abri dans leur guérite, ils se trouvaient, autant que possible, exempts du froid humide de la nuit. Les guérites, confectionnées d'abord avec des planches mal jointes, ayant paru être également la cause occasionnelle de ces maladies passagères que nous venons de signaler, furent parfaitement closes par ordre de l'autorité supérieure.

Les écarts de régime, les excès alcooliques, ont été la cause d'une foule d'affections, malgré les prescriptions quotidiennes du commandement et du personnel médical.

Les législateurs, les fondateurs des sectes religieuses, les philosophes et les médecins ont, de tous les temps, recommandé la sobriété aux hommes comme le plus ferme soutien de la santé et la sauvegarde des mœurs.

La sobriété est la première vertu d'une armée, car la discipline, sans laquelle les troupes sont plus pernicieuses qu'utiles, plus formidables aux amis qu'aux ennemis, en est la conséquence immédiate.

Tant que les Romains furent sobres, ils furent les maîtres du monde, mais, quand ils furent plongés dans l'intempérance, ils ne tardèrent pas à servir de trophées à des peuples barbares, mais sobres.

. . . . . Sævior armis
Luxuria incubuit, victum que ulciscitur orbem.
(JUVÉNAL.)

Non-seulement l'intempérance déshonore et abrutit le soldat, mais elle rend son âme esclave des sens et déprave les facultés de l'entendement.

Les liqueurs spiritueuses, dit Huffeland (*Art de prolonger la vie humaine*) sont un feu liquide que l'homme avale ; elles accélèrent d'une manière effrayante la consomption de la vie.

L'histoire moderne nous offre un exemple bien frappant de l'influence qu'exerce l'intempérance sur le moral de l'homme.

Pierre le Grand, dit Voltaire, sous l'influence de l'ivresse, commettait quelquefois des actes de cruauté, mais, quand il était apaisé, il disait en rougissant : « J'ai réformé ma nation, je n'ai pu me réformer moi-même. »

L'intempérance, cette plaie des armées, a toujours été plus commune dans les pays du Nord, si l'on s'en rapporte à ce vieil adage :

Germanis vivere est bibere.

La sobriété, dans les armées en campagne, est encore

plus nécessaire dans les pays chauds que dans les pays froids; en Afrique, c'est le premier cri de l'hygiène.

Malgré les conseils donnés aux hommes pendant toute la durée du camp de Châlons, malgré les ordres des régiments, malgré la plus haute surveillance, et sur les cantines, et sur les établissements publics, pour s'assurer de la bonne qualité des denrées, des cas fréquents d'ivresse étaient signalés, des boissons de mauvaise qualité échappaient parfois au contrôle, et deux ordres du jour, l'un du 1er septembre, l'autre du 11, apprenaient à l'armée deux cas de décès dus à l'intoxication alcoolique.

Prescription du 1er septembre. « Un militaire du camp, tombé ivre mort après avoir bu une grande quantité d'eau-de-vie à la suite d'un pari, a dû être transporté à l'infirmerie divisionnaire, où il n'a pas tardé à succomber. Le maréchal commandant en chef, en portant cet événement regrettable à la connaissance des troupes, saisit cette occasion de flétrir hautement cette intempérance dégradante, et désire que ce terrible exemple serve de leçon salutaire. »

Prescription du 11 septembre. « Un nouveau cas de mort, par suite d'ivresse, vient de se produire, il est affligeant que des hommes aient assez peu de raison et de respect d'eux-mêmes pour s'exposer à succomber aussi ignoblement. »

Outre ces prescriptions, qui s'adressaient si bien au moral des troupes, et qui eurent plein succès, un redoublement de surveillance s'exerçait partout, et l'eau-de-vie de betteraves, dite eau-de-vie blanche, était bannie de presque toutes les cantines comme exposant plus spécialement les hommes à une ivresse furieuse.

L'eau de puits, comme nous l'avons dit, était de bonne qualité; mélangée chaque jour avec le café et l'eau-de-vie des distributions, elle composait une boisson salutaire, et ne devenait nuisible que lorsque les hommes, sous l'influence d'une transpiration très abondante, en buvaient en trop grande quantité.

Nous avons observé un grand nombre d'affections du tube digestif, traduites généralement par des embarras gastriques, des diarrhées et des dyssenteries. Quelques cas isolés de diarrhée cholériforme ont cédé immédiatement aux traitements réguliers.

La diarrhée bilieuse, constatée quelquefois, paraît être la plus simple des maladies qui ont leur point de départ dans le foie. L'afflux sanguin qui s'opère du côté de cet organe a seulement pour effet d'augmenter la sécrétion du liquide biliaire qui, versé en plus grande quantité dans l'intestin, provoque des selles abondantes et caractéristiques.

Les maladies du tube digestif, qui occupent le premier rang dans l'échelle nosographique du camp, se sont développées sous l'influence de la saison, du froid, de l'humidité, des excès alcooliques, des fatigues, des imprudences de tout genre.

Les hommes mangeaient aussi une grande quantité de fruits verts, malgré les défenses formelles et la surveillance établie.

Le baron Des Genettes attribue à cet abus une influence pernicieuse : « Les fruits qui ne sont pas bien mûrs, dit-il, sont très nuisibles ; ils produisent au moins des digestions difficiles, souvent des diarrhées et des dyssenteries. Ces indispositions ou ces maladies jettent dans une grande faiblesse, et rendent incapables de supporter les fatigues de la guerre. » (Au camp de Jaffa, le 8 prairial, an VII.)

Pringle n'a pas la même opinion à cet égard, et il s'abrite derrière l'autorité de Sydenham. Pour lui, le froid humide des nuits, l'eau de mauvaise qualité, la nourriture grossière, l'influence miasmatique, les fatigues, la contagion, sont les seules causes de cette cruelle affection.

Nous sommes néanmoins de l'avis du baron Des Genettes à l'égard des conséquences funestes de l'abus des fruits verts, et en ouvrant l'histoire nous en trouvons des exemples dans l'invasion de la Provence par Charles-Quint, et dans celle de la Lorraine par les Prussiens.

Le médecin en chef de l'armée d'Egypte, dans la relation de la campagne, nous fournit une preuve frappante de l'influence de la chaleur, jointe à l'humidité comme causes de la dyssenterie. « La division, dit-il, qui a eu le plus d'hommes atteints dans l'épidémie de fructidor, an VI, fut celle qui, sous les ordres du général Dugua, était, aux environs de Massourah, exposée à toutes les intempéries de la saison ; elle a poursuivi l'ennemi jusqu'à l'entrée du désert, et dans les marches forcées qu'elle a faites sur un sol brûlant, elle a manqué souvent des choses nécessaires à la vie.

Obligée ensuite de revenir sur ses pas, et de traverser

des lieux déjà inondés par le Nil, elle a été exposée fréquemment à la double action de la chaleur et de l'humidité, et une grave épidémie de dyssenterie s'est déclarée sous cette influence. (*Relation médicale de l'armée d'Egypte.*)

Enfin, Stoll nous affirme qu'il n'a jamais vu de dyssenterie se déclarer sans que les malades n'eussent eu à se reprocher de s'être exposés au froid étant en sueur.

Cette dernière raison, de concert, comme nous l'avons dit, avec le froid humide des nuits, les excès et les imprudences de tout genre, nous paraissent être les véritables causes des irritations intestinales, des diarrhées, des dyssenteries observées cette année au camp de Châlons, et ce qu'il y a d'heureux à signaler, c'est que jamais ces affections n'ont sévi d'une manière épidémique.

Chose remarquable et difficile à comprendre au premier abord, quand on connaît la nature du sol, et l'absence d'effluves marécageuses au camp de Châlons, c'est la quantité proportionnelle, énorme, de fièvres intermittentes traitées, soit aux ambulances, soit à l'hôpital, maladies qui, cette année, occupent la seconde ligne dans la nomenclature des maladies internes.

Nous avons eu à observer, outre des fièvres éphémères et des fièvres intermittentes quotidiennes, très fréquentes, des fièvres intermittentes tierces assez nombreuses, quelques cas de fièvre quarte, quelques fièvres remittentes et continues, et un cas de fièvre quotidienne, compliqué d'accès pernicieux à forme comateuse, qui grâce au traitement énergique employé à l'ambulance du Centre, n'a eu aucune conséquence grave.

Lorsque l'on vit au milieu d'un camp établi dans des contrées marécageuses, les passions tristes, telles que la nostalgie, l'ennui, la douleur, la crainte, favorisent puissamment l'intoxication miasmatique, parce qu'elles sont de véritables agents de débilitation. Sous l'influence de ces causes morales, l'exhalation diminue, l'énergie vitale languit, et le système nerveux se trouve dans une disposition telle, qu'il reçoit de la part des miasmes l'impression la plus profonde.

Les causes physiques, telles que la fatigue, les privations, la mauvaise alimentation, les fraîcheurs des nuits, viennent, comme ces causes morales, concourir à rendre plus prompte et plus facile l'absorption paludéenne. Mais sur le sol sec et crayeux du camp de Châlons, où l'air est pur, où l'eau est de bonne qualité, où le régime alimentaire était convenable, où les foyers miasmatiques sont inconnus, il faut évidemment s'adresser à d'autres causes, pour se rendre compte du grand nombre de fièvres intermittentes qu'on a eu à constater.

Nous regrettons bien vivement d'être, à cet égard, en opposition formelle avec le savant M. Littré, qui dit : « Ce n'est ni pour avoir eu froid, ni pour avoir suivi un mauvais régime que le malade contracte la fièvre, c'est pour avoir été exposé au contact des miasmes. »

Dans les guerres de l'Empire, on a vu surgir des fièvres intermittentes pendant des nuits froides et pluvieuses, au milieu des campements établis sur des terres couvertes de neige, et nous persistons à dire que les fièvres intermittentes survenues au camp de Châlons, et les nombreux cas de récidive observés, ont été dus à l'humidité, aux brusques refroidissements, à la fraîcheur des nuits, aux variations de la température, et à la saison d'automne que nous avons eu en partie à traverser.

Les fièvres typhoïdes, qui fournissent cinq décès à l'état nécrologique, n'ont pas été en grand nombre, malgré l'arrivée au camp de deux mille jeunes soldats, malgré l'air vicié des tentes, l'influence des chaleurs excessives, des fatigues quotidiennes, des excès de tout genre; car si d'un côté, le brusque changement des conditions de la vie matérielle était une cause puissante pour provoquer cette affection, les occupations multiples, l'existence pleine d'activité du camp, la bonne nourriture, l'air pur des plaines de Châlons, contribuaient puissamment à paralyser cette influence.

Sur les cinq décès fournis par les fièvres typhoïdes, trois appartiennent à la cavalerie, et deux à l'infanterie; la fréquence relative de cette affection, plus grande chez les cavaliers, doit tenir évidemment aux fatigues plus nombreuses, aux conditions spéciales de l'installation, à l'aération impure, suite de l'encombrement des tentes, dont nous avons déjà signalé les graves inconvénients. Les fièvres éruptives ont été peu fréquentes : c'est à peine si l'on peut mentionner quelques cas de variole et de rougeole, et si cette dernière maladie a présenté un décès à l'hôpital de Châlons, c'est qu'elle était compliquée d'une bronchite capillaire très grave.

Les affections des voies respiratoires, qui figurent dans le cadre pathologique du camp, n'ont pas été en très grand nombre, et les maladies sérieuses du parenchyme pulmonaire ont été rarement observées.

Les bronchites aiguës et chroniques tiennent le premier rang dans la fréquence des inflammations des organes respiratoires.

Une douzaine de pneumonies et de pleuro-pneumonies n'ont présenté qu'un seul cas de mortalité à l'hôpital de Châlons, ce qui, avec le décès amené par une phthisie ancienne, réduit à deux le chiffre total de la mortalité.

Les pleurésies, en petit nombre, compliquées parfois d'épanchements, ont été traitées avec le plus grand succès.

Ces affections, comme nous l'avons vu, ont été le résultat du froid humide de la nuit, de la suppression brusque de la transpiration, des liquides froids ingérés en excès pendant les grandes chaleurs, des imprudences des hommes, sortant la nuit des tentes sans être suffisamment couverts, et oubliant de changer de vêtements en revenant, le corps en sueur, des grandes manœuvres de la journée.

C'est à peu près aux mêmes causes qu'il faut attribuer les angines assez nombreuses que nous avons eu à observer dans tous les corps de l'armée.

Les variations atmosphériques pendant les deux premiers mois de notre séjour au camp de Châlons, une température élevée succédant brusquement à un froid humide; les orages, les vents, puis les chaleurs vraiment étouffantes de septembre, ont été l'origine de maladies et d'indispositions.

A la grande manœuvre du 14 septembre, par exemple, où l'armée fut exposée pendant trois heures consécutives à l'intensité excessive des rayons solaires, un certain nombre d'officiers et de soldats ont été frappés de syncopes et d'insolation. Une enquête faite le lendemain par l'autorité supérieure donnait une moyenne de sept hommes par régiment qui avaient été obligés de quitter les rangs.

Les congestions cérébrales ont été très peu nombreuses, eu égard aux circonstances que nous venons de faire connaître, pendant de longues manœuvres sous un soleil brûlant, répétées plusieurs fois par semaine.

Quelques soldats ont été saignés sur le terrain même, et, grâce à cette mesure prompte et énergique, on n'a eu aucune conséquence grave immédiate à déplorer au camp; mais à l'hôpital de Châlons, deux hommes atteints d'encéphalite, et un de méningite, ont succombé à la gravité de ces affections.

Quelques cas d'aliénation mentale, ayant une origine antérieure parfaitement constatée, ont été signalés à l'hôpital de Châlons, et les grandes chaleurs, dans la reproduction de ces manifestations cérébrales, ne peuvent être invoquées que comme causes purement occasionnelles.

La nostalgie, cette cruelle maladie qui fait souvent de si grands ravages dans les camps, ne s'est pas fait sentir cette année d'une manière assez profonde pour être mentionnée.

Les habitants des régions froides et humides, telles que la Hollande, ou de pays de montagnes tels que la Suisse, dit le baron Larrey dans ses mémoires, sont plus accessibles aux impressions que produit la nostalgie. Ce furent principalement, dit-il, les troupes de ces nations, qui, en raison de cette disposition morale, souffrirent le plus, pendant la campagne de Moscou, des vicissitudes que nous y éprouvâmes.

C'était évidemment chez les jeunes soldats arrivés au camp que cette maladie aurait pu se produire, mais, d'après l'opinion du baron Larrey, elle aurait été plus lente à se développer, attendu que ces conscrits venaient d'un contingent recruté en grande partie dans les pays non montagneux des provinces méridionales de la France.

Les rhumatismes musculaires et articulaires ont été assez fréquents, soit à l'hôpital, soit dans les ambulances, mais n'ont présenté aucune gravité, même en tenant compte des complications parfois observées du côté de l'organe central de la circulation. Ces affections, conséquence ordinaire de la vie sous la tente, sont, dans bien des cas, le résultat de l'exposition prolongée au milieu du froid humide des nuits. Les douleurs rhumatismales, en assez grand nombre dans tous les corps de l'armée, peuvent être attribuées en partie aux variations brusques de la température, en partie à la négligence ou à l'imprudence des hommes qui sortaient le soir et la nuit des tentes sans être assez couverts, ou qui, pendant de fortes transpirations, conservaient sur le corps des effets traversés par la pluie. Il est vrai que, dans certains cas, pendant les orages qui s'abattaient sur le camp, les tentes, en tamisant, mouillaient les soldats pendant leur sommeil, et cette nouvelle cause de douleurs, indépendante de la volonté des hommes, mérite également d'être citée comme une des mauvaises conditions du campement. Les affections du foie, dont la fréquence est en raison directe de l'activité fonctionnelle de cet organe, ont été rares; mais il n'en a pas été de même des ictères, expression morbide générale du corps, due à la présence de la matière colorante de la bile. Ces maladies, assez nombreuses dans les régiments, se sont principalement développées sous l'influence des grandes chaleurs de la saison, du changement de régime et de l'installation sous la tente.

Il est une classe de maladies dont l'action profonde sur l'économie, dont la manifestation complexe dans ses conséquences, joue un grand rôle dans l'armée : ce sont les affections syphilitiques.

Un très grand nombre de maladies vénériennes se sont déclarées au camp de Châlons, les unes contractées pendant la route, les autres survenues pendant la durée de la station, et beaucoup réveillées sous l'influence du climat, des fatigues et du changement des conditions matérielles de la vie.

Les hommes antérieurement atteints d'affections syphilitiques, et sortis des hôpitaux depuis notre séjour dans les plaines de Châlons, ont été presque tous sous le coup de récidives.

Les uréthrites, les affections chancreuses, au milieu de cette existence active des camps, ont reparu en grand nombre.

D'anciennes cicatrices de bubons se sont ouvertes de nouveau, et bien des hommes que l'on croyait guéris, sous l'influence des fatigues continuelles, ont dû être une seconde fois dirigés sur les ambulances et sur l'hôpital.

D'un autre côté, les filles publiques du village de Mourmelon, ne faisant pas partie des établissements legalement autorisés, quoique reconnues malades et dirigées sur l'hospice de Châlons, revenaient sans être guéries, et se réfugiaient dans les villages voisins, où elles faisaient de nouvelles victimes dans les rangs de l'armée.

De cette manière, la surveillance médicale, si assidue qu'elle fût, devenait dans bien des cas une mesure purement illusoire, puisque l'autorité se trouvait souvent dans l'impossibilité de séquestrer à l'hôpital des femmes atteintes d'affections vénériennes.

Voici ce qui se passait à cet égard :

Les filles des établissements publics, une fois reconnues malades, étaient conduites à l'hospice civil de Châlons, où elles étaient reçues jusqu'à guérison complète, en déposant préalablement, à titre de garantie, une somme de 100 francs; mais les filles isolées, soumises néanmoins au contrôle médical et envoyées à Châlons, étaient rigoureusement refusées lorsqu'elles ne pouvaient fournir les avances exigées par le règlement de l'administration civile. Il résultait évidemment de cette mesure antihumanitaire des abus de toutes sortes, dont nos soldats étaient les premières victimes.

Nous profitons de cette circonstance, si importante pour la santé des soldats, pour dire que, dans une foule de villes de l'empire, ces faits vraiment déplorables se passent à chaque instant. Dans l'intérêt de la population civile et de la population militaire, il serait urgent que des dispositions énergiques fussent prises par l'autorité supérieure. Il serait indispensable que les administrations civiles fissent les frais du traitement de ces malheureuses filles, qui sont des sources ambulantes d'affections syphilitiques. Des règlements, sagement établis, devraient donner à toutes les femmes infectées une libre entrée dans les hôpitaux et un traitement gratuit, car la plupart d'entre elles, vicieuses souvent par suite de la misère et à peine capables de gagner l'argent nécessaire à la vie matérielle, sont dans l'impuissance absolue de payer la somme exigée pour leur traitement.

Nous avons insisté sur cette question, car, non-seulement elle est d'une grande importance au point de vue des mœurs et de l'humanité, mais elle intéresse la civilisation et la société tout entière.

Une mesure excellente, prise l'année dernière au nom de l'hygiène générale par M. le baron Larrey, avait été de diriger directement sur Paris tous les hommes atteints d'affections vénériennes, et il serait à désirer que ce

8

mode d'évacuation immédiate fût érigé en principe pour l'avenir.

L'influence, sur la vue, des rayons solaires réfléchis par un sol d'une éclatante blancheur, la poussière et l'humidité des nuits, ont donné naissance à un certain nombre d'ophthalmies, et en particulier à des conjonctivites, des blépharites ulcéreuses et à quelques cas d'héméralopie.

Suivant le conseil de Desgenettes, il avait été recommandé aux hommes de se couvrir la tête, et surtout les yeux pendant la nuit, pour se soustraire en partie à ces affections.

Un certain nombre de soldats, sous l'influence du scorbut contracté en Crimée, avaient conservé des gencives saignantes et douloureuses, des dents éraillées et tremblotantes, et beaucoup d'entre eux furent dirigés sur les ambulances.

Les maladies cutanées, que l'on peut rapporter à la fatigue, à la transpiration trop fréquente, au changement de nourriture, à la malpropreté, parfois aussi à un principe constitutionnel, ont fourni en petit nombre des cas d'impétigo, de psoriasis, de prurigo, d'herpès, de zona, d'eczéma de la face et des membres, quelques urticaires, et en particulier beaucoup de dartres à la face. Nous mentionnerons d'une manière spéciale une affection cutanée commune à l'armée, et qui a présenté plusieurs récidives, ce sont les mentagres, maladies souvent rebelles aux traitements les plus énergiques.

Les cas de gale, assez nombreux, ont été particulièrement observés après l'arrivée des jeunes soldats qui l'avaient contractée pendant la route. Cette éruption s'est montrée souvent dans les régiments, et ce n'est qu'avec la plus grande surveillance qu'elle a fini par disparaître presque complétement. Une autre cause peut encore être invoquée dans la production de cette maladie au camp de Châlons : c'est la présence fréquente des soldats dans les villages voisins, où ils hantaient des femmes vivant dans la plus grande malpropreté. Les affections furonculeuses et phlegmoneuses, très fréquentes cette année, n'ont commencé à disparaître qu'à l'approche des premiers froids, vers la fin de septembre. Ces maladies, plus communes chez les cavaliers par suite de l'usage continuel de la selle, sont généralement dues à la malpropreté, à la grande chaleur, aux fatigues, aux conditions nouvelles de la vie chez les jeunes soldats.

Quelques militaires, atteints profondément par le scorbut d'Orient, ont présenté des éruptions furonculeuses que nous avons considérées comme une dernière manifestation de cette intoxication ancienne.

Nous nous arrêterons un instant sur les nombreuses adénites cervicales et les furoncles du cou, qui ont eu si souvent pour cause l'usage des cols, inconvénient mis par nous en évidence dans l'article consacré aux vêtements, et exposé d'une manière complète dans un ouvrage spécial publié par M. le baron Larrey.

Des érysipèles de la face et des membres se sont développés sous l'influence des grandes chaleurs, et un cas très grave d'érysipèle facial, compliqué de congestion cérébrale, a été traité avec le plus grand succès par M. Martenot de Cordoux, médecin en chef de l'ambulance du Centre. Un militaire, transporté au même établissement, à la suite d'un commencement d'asphyxie par suspension, a été apte à reprendre son service après quelques jours de traitement. Nous signalerons en même temps un cas de hernie étranglée, réduite par les soins de M. le médecin en chef de l'ambulance de cavalerie.

Outre les entorses du pied et du poignet, très fréquentes cette année au camp, mais principalement chez les cavaliers, plus exposés aux chutes et aux contusions de tous genres, nous signalerons en particulier deux fractures de la clavicule, deux fractures du tibia, deux fractures du peroné, maladies chirurgicales, résultant de chocs et de chutes, et qui n'ont eu aucune conséquence grave. Une luxation du radius, et deux luxations scapulo-humérales, causées également par une chute, ont été facilement réduites dans les ambulances.

Des faits observés encore assez souvent pendant les grandes manœuvres et au tir à la cible, ce sont les brûlures au premier et au deuxième degré, soit à la face, soit aux membres, mais principalement à la troisième phalange du doigt annulaire, accidents dus généralement à la négligence des hommes.

Parmi les plaies d'armes blanches, outre une plaie pénétrante de poitrine sans gravité, nous indiquerons plusieurs plaies à la tête, à la face et au bras, blessures reçues en duel et suivies d'une prompte guérison.

Nous ne pouvons passer sous silence une plaie d'arme

à feu, résultant d'un suicide chez un sous-officier d'infanterie. Cette blessure de la face avait fracturé le maxillaire inférieur, les os propres du nez et l'extrémité inférieure du frontal. L'accident étant arrivé le lendemain de la revue d'honneur, par conséquent le jour de la levée du camp, nous n'avons pas eu le temps d'en connaître les conséquences, mais, à notre passage à Châlons, le sous-officier était dans une position désespérée.

Un grand nombre de plaies légères, causées par des instruments piquants, tranchants ou contondants, ont été observées dans tous les corps de l'armée ; et parmi ces blessures de peu d'importance, nous mentionnerons une contusion compliquée de fracture de la quatrième côte.

Comme on peut le voir par ce rapide exposé, il est permis de noter d'une manière générale le peu de fréquence, le peu de gravité de tous les accidents survenus cette année au camp, au milieu des grandes évolutions militaires.

Toute proportion gardée, comme on peut s'en assurer par des chiffres, le nombre des malades, à l'ambulance de cavalerie, a été plus fort que celui de chaque division d'infanterie prise isolément. Cette différence s'explique facilement, car, outre les plus mauvaises conditions d'installation chez les cavaliers, il faut tenir grand compte de tous les accidents occasionnés par les chevaux, par les chutes, et qui, très souvent, sans avoir la moindre importance comme résultat définitif, contribuent néanmoins à grossir le cadre nosologique.

Enfin, la constitution médicale, qui domine la pathologie quand elle existe, ne s'est pas manifestée au camp d'une manière appréciable. Les dix-huit décès observés, soit dans les ambulances, soit à l'hôpital militaire de Châlons, qui expriment le chiffre total de la mortalité, sont peu nombreux, eu égard à l'effectif de l'armée et à la durée de son installation.

L'absence de maladies épidémiques et endémiques est encore une circonstance à citer, et prouve à la fois les bonnes conditions du sol et l'heureuse application des mesures hygiéniques.

Ajoutons, en outre, un fait consacré par l'expérience, c'est qu'au milieu des manœuvres, des occupations multipliées, des nombreuses distractions, du bruit et de l'agitation de la vie des camps, le soldat, soutenu par sa force morale, est tenu en haleine tant que dure son activité de chaque jour; mais, plus tard, cette énergie n'est plus la même, et la maladie s'empare plus facilement de lui. Ce qui revient à dire qu'un certain nombre de soldats auraient puisé au camp le germe de maladies qui se développeront dans le calme et le repos de la vie de garnison. C'est une question intéressante, que nous nous proposons d'étudier d'une manière spéciale, s'il nous est souvent permis de visiter les hôpitaux militaires de la capitale.

SERVICE VÉTÉRINAIRE

État sanitaire des chevaux en général.

L'état sanitaire des chevaux a toujours été satisfaisant dans les divers régiments de cavalerie, malgré les fatigues et les variations de la température.

Parmi les maladies les plus fréquentes observées au camp, on distingue les contusions, les courbatures, les plaies résultant de l'application des liens aux pieds des chevaux, et les fluxions de poitrine. Il ne s'est développé aucune maladie générale, aucune affection revêtant des caractères épizootiques, et la mortalité survenue a été en grande partie le résultat d'accidents.

L'installation en plein vent n'a présenté aucun inconvénient notable, excepté pour les sujets jeunes et lymphatiques, qui ont eu à souffrir de cette mesure générale.

Parmi les modifications à faire subir à l'installation des chevaux, nous demanderons d'abord qu'à l'avenir ils soient attachés non par les pieds, à des piquets, comme dans la cavalerie légère, mais par des licols fixés à des piquets enfoncés en terre, à un mètre du sol, mesure adoptée au camp par la division de dragons venue de Lunéville, et qui a d'immenses avantages, en rendant les accidents moins fréquents.

Nous demanderons en outre la mise à l'essai de tentes-écuries, pour soustraire les chevaux au froid humide des nuits et aux brusques variations de la température. Enfin, à défaut de hangars pour la sellerie, nous citerons comme modèle à suivre ce qui se passait dans l'artillerie pour le dépôt du harnachement.

Les tentes consacrées à cet usage, pourvues d'abord d'une bonne ventilation, contenaient, comme nous l'avons vu, les selles et les brides dans un ordre parfait; et les hommes, à l'aide d'un couloir courbe très habilement ménagé, pouvaient prendre avec la plus grande facilité tout ce qui leur était nécessaire, sans provoquer le moindre désordre.

Nous ne saurions trop insister sur cette réforme à apporter dans l'installation du harnachement, car sa présence dans les tentes de cavalerie légère était une cause puissante d'insalubrité.

Il serait peut-être utile également d'apporter des modifications dans le pansage des chevaux, dans la manière de se servir de l'étrille en particulier, et même serait-il peut-être préférable de la supprimer complétement dans les camps. On connaît l'importance de la sécrétion de la peau, on sait qu'à elle seule elle est plus abondante que toutes les autres, que sa suppression subite amène presque toujours l'inflammation des organes respiratoires. De plus, il est prouvé que, par le pansage répété à l'étrille, outre la poussière, les follicules de l'épiderme, les produits de la sueur, on enlève la couche inerte qui recouvre le derme; et par conséquent on le rend plus irritable, plus secréteur et beaucoup plus impressionnable.

Les Arabes nomades n'en font pas usage, et cependant leurs chevaux ne sont presque jamais malades. La brosse, le bouchon, l'éponge et l'époussette devraient être les seuls instruments de pansage usités au camp.

Les chevaux d'officiers, dans la cavalerie et dans l'infanterie, étaient abrités dans des baraques établies sur la ligne des bâtiments militaires.

Derrière chaque campement de cavalerie se trouvait l'infirmerie, qui pouvait contenir environ 20 chevaux, et qui se trouvait pourvue de bonnes litières.

Ces bâtiments, composés en planches à base briquetée, possédaient quatre fenêtres et une porte assez large, ce qui donnait une ventilation convenable.

Les chevaux buvaient l'eau des puits conservée dans les abreuvoirs, où elle avait le temps de se mettre en rapport avec la température ambiante, et le carbonate de chaux qu'elle tenait en suspension ne lui communiquait aucune propriété malfaisante. Bien plus : la nature, la qualité de cette eau étaient même considérées par quelques vétérinaires de l'armée comme une des meilleures conditions hygiéniques du camp.

Le fourrage, constamment de bonne qualité, se trouvait placé dans un immense magasin parfaitement abrité, dont la construction, à la fois solide et élégante, ne laissait rien à désirer. Cet établissement, situé entre la cavalerie et l'artillerie, était à proximité des besoins du service.

RATION QUOTIDIENNE DES CHEVAUX DANS LES DIVERS CORPS DE CAVALERIE DU CAMP.

CAVALERIE LÉGÈRE.

Chevaux d'officiers et de troupes.

Avoine, 4 kil., 55.
Foin, 2 — 5.
Paille, 5 —

Chevaux d'artillerie et d'officiers de troupes.

Avoine, 4 kil., 95.
Foin, 3 — 50.
Paille, 5 —

ÉQUIPAGES MILITAIRES.

Chevaux d'officiers.			*Chevaux de troupes.*		
Avoine,	4 kil.,	95	Avoine,	4 kil.,	95.
Foin,	3 —	50	Foin,	5 —	
Paille,	5 —		Paille,	5 —	

L'avoine, petite, serrée, grise et assez lourde, était d'excellente provenance, ainsi que la paille ; quant au foin, il se rapprochait par son arôme de celui récolté dans les montagnes ; on y rencontrait des graminées, des labiées, des ombellifères, mais peu de légumineuses.

Comme on peut le voir, par ce supplément de ration quotidienne, les chevaux avaient une bonne réparation, et en rapport parfait avec leur service journalier. Mais si l'état sanitaire s'est maintenu aussi bon pendant toute la durée du camp, il est à craindre, d'après l'opinion des vétérinaires, qu'en rentrant en garnison, le changement de régime, le passage d'une vie active à un repos prolongé, n'amènent de graves maladies, telles que la morve et le farcin.

ÉTAT MORAL DU CAMP

Au milieu de ces tristes contrées, où l'œil ne s'arrête au loin que sur des landes arides, le moral des hommes s'est toujours parfaitement maintenu.

Le soldat préfère généralement la vie des camps à celle de garnison; cet appareil de guerre plaît à ses goûts, son instinct naturel se réveille.

Cette existence, malgré ses privations, ses inconvénients et ses fatigues, est bien supérieure pour lui à la vie de caserne, car elle lui représente l'armée comme une seule et même famille, dont tous les membres sont solidaires.

L'esprit de corps, qui est, après la discipline, l'âme des armées, gagne énormément au milieu de ce contact forcé de chaque jour, de ces grandes manœuvres, de ces batailles simulées; et quand sonne la charge, le soldat oublie ses fatigues pour obéir à l'impulsion électrique qui le guide.

Quelques régiments étaient campés dans une situation fort agréable : le 73e, le 80e, le 86e, vivant au milieu de bouquets de bois, entourés de jardins créés par les troupes, se trouvaient dans une position à la fois riante et salubre, et par conséquent étaient moins enclins que les autres à l'ennui.

La première division d'infanterie, la division de cavalerie, campées sur un terrain aride, sans pouvoir échapper à l'intensité des rayons solaires, sans pouvoir puiser des distractions dans l'installation elle-même, étaient dans des conditions inférieures, sinon sous le rapport de l'hygiène, au moins sous le rapport de l'agrément.

Des terres accordées à chaque régiment en arrière des tentes de l'état-major et sur la limite du terrain militaire, ont été converties en jardins potagers, et chaque compagnie a eu sa part à défricher, à semer, à surveiller, à arroser chaque jour. Non-seulement les soldats ont été en partie payés de leurs efforts et de leurs peines, mais encore ils ont trouvé dans ces occupations des distractions permanentes, qui rappelaient à la plupart d'entre eux la paisible existence du village.

Ces travaux de culture, quoique bien modestes, servaient à purifier l'air, et donnaient en même temps aux hommes un exercice salutaire. Les danses, les chants du soir, les concerts, l'escrime, la gymnastique, n'ont pas été assez en faveur au camp, et ce n'était qu'aux feux de bivouac que le soldat recouvrait réellement cette vieille gaieté gauloise, qui est un des éléments de force de l'armée française.

Les visites du maréchal commandant en chef étaient fréquentes dans les divers cantonnements, et sa présence était toujours accueillie avec plaisir parmi tous ces régiments de Crimée qui se rappelaient son courage et qui savaient combien il était avare du sang de ses soldats !

Quelques hommes se livraient avec succès à divers genres de sculpture. Le piédestal, vraiment remarquable, sur lequel reposaient les drapeaux du 61e et du 73e de ligne, et le cadran solaire du 26e, d'une sculpture aussi légère que gracieuse, étaient autant d'objets dignes de figurer parmi les œuvres d'art d'un certain mérite.

Des places réservées au théâtre de Tivoli-le-Grand étaient, chaque jour de représentation, mises à la disposition des régiments, pour obéir à la bienveillante sollicitude de l'Empereur, qui avait subventionné le directeur dans ce but.

Il est malheureux, cependant, que l'on n'ait pas créé, comme dans la Garde, un théâtre dans les régiments, sous la direction d'un officier, et avec des acteurs pris dans les rangs des sous-officiers et des soldats; c'est une mesure extrêmement utile pour entretenir la gaieté dans les masses.

Les jardins devant les tentes, qui reposent la vue si agréablement, qui rompent cette monotonie du coup d'œil au milieu d'un terrain sec et aride, n'ont pas assez reçu d'encouragements. On aurait pu faire de jolies promenades dans le camp, et en le rendant plus beau et plus plaisant, on aurait été bien moins souvent tenté de le quitter pour aller se distraire dans les villages voisins.

La musique, qui a sur nos âmes une si douce puissance, aurait dû plus souvent égayer les oreilles du soldat, principalement le soir, pour le distraire des longues fatigues du jour et le préparer à goûter le sommeil réparateur de la nuit.

La messe du dimanche, cette solennité vraiment imposante, où l'armée tout entière, à genoux à la face du ciel, recevait la sainte bénédiction du vicaire du Christ, impressionnait vivement les hommes et leur prouvait qu'au milieu des armes, comme au foyer de la chaumière, l'image de Dieu était présente dans tous les cœurs.

Enfin, en parlant des plaisirs du camp, nous ne pouvons passer sous silence les deux villages de Mourmelon-le-Grand et de Mourmelon-le-Petit, où cavaliers et fantassins trouvaient à proximité des tentes le moyen de dépenser agréablement leurs heures de loisir.

Théâtre, cafés chantants, marchands de toute espèce, parasites obligés des armées en campagne, vieilles connaissances d'Afrique et d'Orient, rien ne manquait dans ces deux villages, qui se peuplent et s'agrandissent avec une rapidité étonnante, et qui, peut-être un jour, deviendront des cités florissantes.

La fête du 15 août, si chaleureusement accueillie dans toute la France, a été un bien beau jour pour les troupes du camp; des jeux, des luttes de tout genre, des rations extraordinaires, un feu d'artifice même, ont pu graver cette solennité dans leur souvenir.

Le maréchal Canrobert, parcourant tous les régiments

sur le front de bandière, était venu s'associer à la joie commune et récompenser les vainqueurs de la journée.

Le 2 octobre, à 5 heures du soir, S. M. l'Empereur, à la tête d'un nombreux état-major, traversait toute la ligne des troupes échelonnées depuis le débarcadère jusqu'au quartier impérial, salué par les acclamations générales de l'armée.

Le soir, les soldats, rangés autour d'immenses feux de bivouac, en avant du front de bandière, prouvaient leur contentement par leurs chants, et le souverain, de son quartier général, pouvait voir cette longue ligne de feu qui sillonnait le camp dans toute son étendue.

Dimanche, 3 octobre, à 8 heures 1/2, la messe était célébrée en présence du chef de l'État et de toutes les troupes.

Dans cette matinée, tous les corps d'officiers des diverses armes eurent l'honneur de défiler devant S. M. l'Empereur, et le reste de la journée s'écoula dans le plus complet repos.

Le lundi et le mercredi suivant, l'Empereur commandait lui-même de grandes manœuvres, qui furent favorisées par un très beau temps. Pendant les repos, on le voyait causer familièrement avec les soldats de toutes armes, les interrogeant sur leurs services et ne les quittant jamais sans une parole de bienveillance et d'espoir.

Le jeudi, il traversait le camp dans toute son étendue, et était reçu partout sur son passage au milieu du plus vif enthousiasme.

Le vendredi, les grandes manœuvres continuèrent avec un temps moins favorable que les jours précédents.

Le samedi, des courses eurent lieu en présence de S. M. l'impératrice, arrivée de la veille, et des récompenses furent accordées aux vainqueurs du jour.

Enfin le dimanche, après la grande revue d'honneur, l'Empereur décernait lui-même les croix et les médailles destinées aux troupes du camp de Châlons, et était salué pour la dernière fois des acclamations de l'armée tout entière.

CONCLUSION

Les circonstances qui ont favorisé le premier camp de Châlons se sont en partie reproduites cette année, selon les prévisions de M. le baron Larrey.

Si l'armée de la ligne a fourni une plus large part à l'état nosologique et au cadre de la mortalité, nous en avons expliqué en détail tous les motifs, et nous ajoutons que, si l'état sanitaire de cette année s'est maintenu à un si haut degré de prospérité, nous le devons aux bonnes conditions du campement, de l'habillement, du régime alimentaire, mais principalement aux sages prescriptions de l'hygiène, au climat et au sol de la Champagne.

Comme nous l'avons dit, la distribution variée du service des manœuvres, eu égard aux variations de la température, peut être encore comprise au nombre des mesures hygiéniques de haute importance. Une fois les modifications que nous avons décrites, adoptées dans le campement, c'est-à-dire dans le tissu même de la tente, dans sa fermeture, dans sa ventilation, cette question sera résolue d'une manière définitive pour l'avenir.

Nous avons également attiré l'attention sur le système de couchage du soldat, qui doit provoquer certaines réformes, principalement dans le renouvellement plus fréquent de la paille, et dans la nécessité de supprimer le contact direct du sol, cause permanente d'humidité nuisible à la santé des hommes.

Nous ne parlerons du régime alimentaire que pour le louer sans réserve, car il n'a jamais rien laissé à désirer dans aucune circonstance, ce qui fait l'éloge de l'administration militaire.

Dans la question de l'habillement des troupes, nous avons demandé avec instance l'adoption de la capote dite criméenne, vêtement qui nous paraît indispensable, même en France, et en temps de paix, dans les mauvaises saisons de l'année. Nous avons fait ressortir aussi tous les inconvénients du col et du shako, et sollicité avec instance une augmentation, reconnue nécessaire, dans la lingerie du soldat.

Il nous a paru convenable d'insister d'une manière particulière sur la création d'un immense lavoir par régiment, afin de donner aux hommes un moyen facile de se laver le corps, à défaut des bains généraux reconnus impossibles, eu égard au peu d'importance et à l'éloignement des rivières qui avoisinent le camp.

C'est surtout sur le contrôle à exercer sur les filles publiques des villages environnants, sur l'absolue nécessité de leur guérison gratuite et immédiate, question d'hygiène et de morale, que nous avons appelé la bienveillance de l'autorité supérieure.

Le service de santé également a été l'objet de quelques observations de notre part dans son application au point de vue des moyens de transport, du service des manœuvres et des tentes-infirmeries.

Après avoir démontré, sous le rapport de la santé, tous les avantages du sol et du climat dans un pays exempt d'affections endémiques et épidémiques, nous avons étudié avec le plus grand soin les causes des maladies; nous avons prouvé la nécessité d'un contrôle plus sérieux encore sur la qualité des produits livrés à la consommation dans les établissements civils; nous avons montré, en même temps, la pernicieuse influence de l'abus des liqueurs, de la vente libre des fruits verts dans le camp et sur le terrain des manœuvres.

Nous avons signalé, à chaque pas, toutes les mesures nouvelles à apporter dans l'intérêt de la santé des hommes, en passant des détails les plus minimes aux conditions hygiéniques de l'ordre le plus élevé.

Enfin, à propos de l'état moral des troupes, nous avons fait comprendre le besoin de donner un plus grand encouragement aux distractions du soldat pour occuper ses heures de loisir. Ainsi, nous avons démontré les avantages de faire jouer plus souvent les musiques des régiments, de donner plus d'attention aux jeux, aux danses, et principalement au jardinage, dans les rues du camp, autour des tentes, mesure salutaire pour le corps, agréa ble pour la vue, et qui rend moins monotone l'existence sur un sol privé de végétation.

Bientôt les conditions du campement, améliorées par l'expérience, ne laisseront plus rien à désirer, et l'état sanitaire général, sous l'influence de sages modifications hygiéniques, sera plus satisfaisant encore dans un avenir prochain.

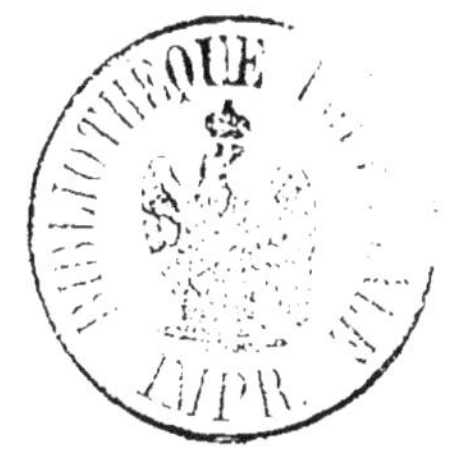

TABLE

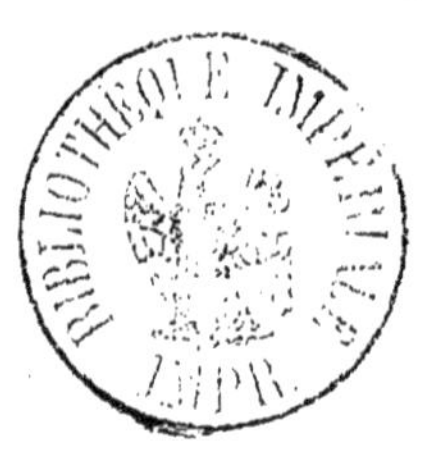

PARIS, IMP. DE DUBUISSON ET Cᵉ, RUE COQ-HÉRON, 5

BIBLIOTHEQUE NATIONALE DE FRANCE
3 7531 01676083 8

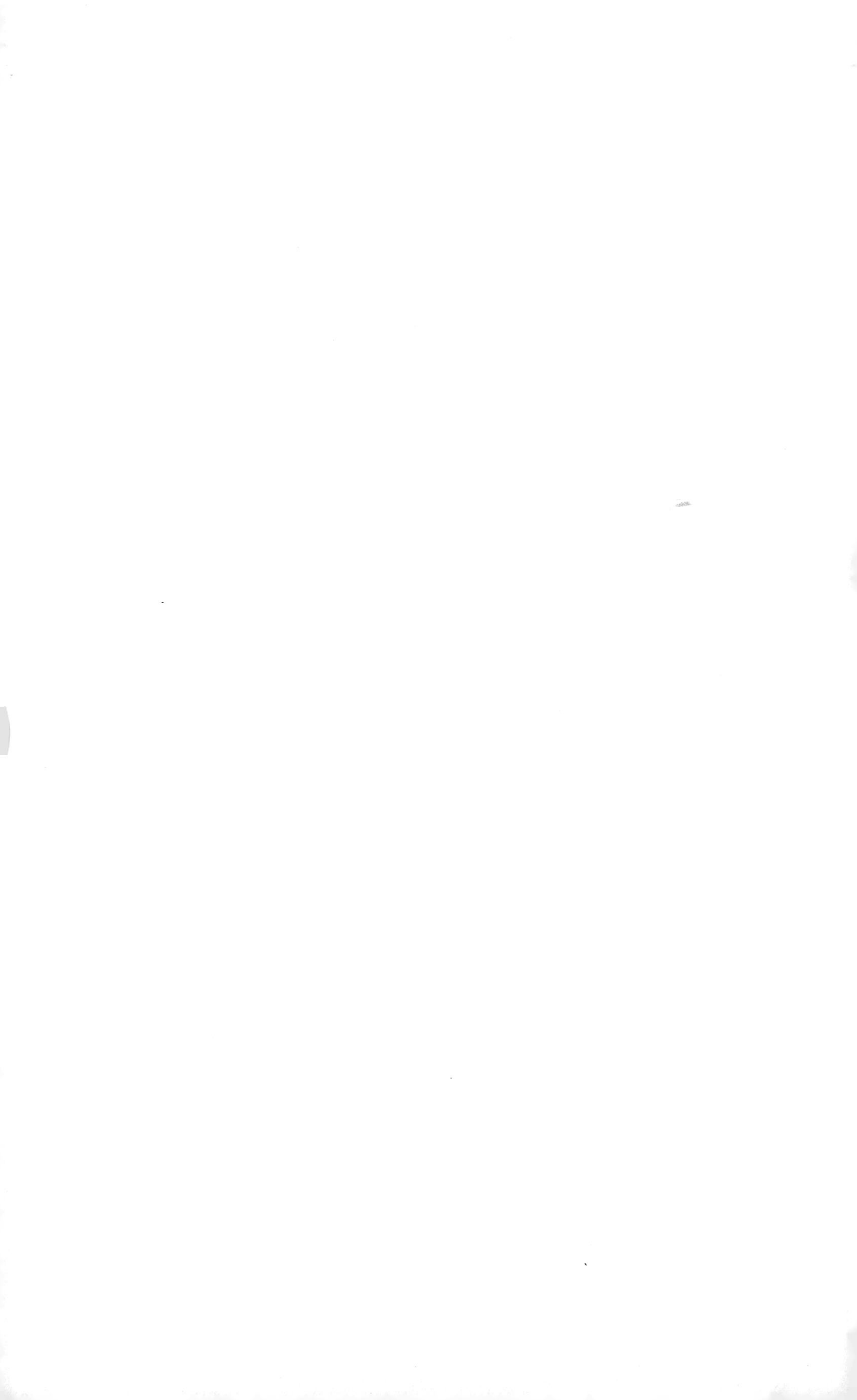